居家养老护理实践指导丛书

老年认知功能障碍
医护指导手册

王月菊　林　璐　主编

U0395712

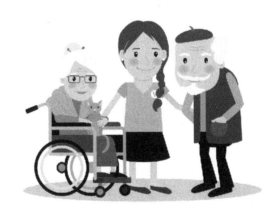

理性面对阿尔茨海默病
早发现　早应对

苏州大学出版社
Soochow University Press

图书在版编目(CIP)数据

老年认知功能障碍医护指导手册／王月菊,林璐主编.—苏州：苏州大学出版社,2019.1(2023.3重印)
(居家养老护理实践指导丛书)
ISBN 978-7-5672-2687-6

Ⅰ.①老… Ⅱ.①王… ②林… Ⅲ.①老年人－阿尔茨海默病－护理－手册 Ⅳ.①R473.74-62

中国版本图书馆 CIP 数据核字(2018)第 281664 号

书　　名：老年认知功能障碍医护指导手册

主　　编：王月菊　林　璐

策　　划：刘　海

责任编辑：刘　海

装帧设计：刘　俊

出版发行：苏州大学出版社(Soochow University Press)

出 品 人：盛惠良

社　　址：苏州市十梓街 1 号　邮编：215006

印　　刷：广东虎彩云印刷有限公司

E-mail ：Liuwang@ suda. edu. cn　　QQ：64826224

邮购热线：0512-67480030

销售热线：0512-67481020

开　　本：630 mm ×960 mm　1/16　印张：12　字数：167 千

版　　次：2019 年 1 月第 1 版

印　　次：2023 年 3 月第 3 次印刷

书　　号：ISBN 978-7-5672-2687-6

定　　价：29.00 元

凡购本社图书发现印装错误,请与本社联系调换。

苏州大学出版社网址　http://www.sudapress.com

苏州大学出版社邮箱　sdcbs@ suda. edu. cn

编委会名单

主　　审	李惠玲	徐　勇	方　琪
主　　编	王月菊	林　璐	
副 主 编	董凌燕	陆金花	吕淑娇
编　　委	刘海燕	孙　锐	廖　颖
	张　越	臧　爽	
编写秘书	孙　锐	廖　颖	

主编絮语

　　此书定稿时间恰好是在 2018 年 9 月 21 日世界阿尔茨海默病（AD）日的前一天，因此具有特别的意义。我们自开设老年记忆障碍门诊以来，接诊了很多的病患，在诊治疾病的同时也了解到他们背后的很多故事，深刻地体会到阿尔茨海默病不仅仅是一种疾病，更涉及社会包容、亲情接纳和家庭照护等多方面的问题。

　　随着老龄化社会的到来，我国老年人群中的认知功能障碍发病率逐步上升，老年认知功能障碍在疾病早期仅存在轻度认知功能损害时，往往不被人注意，一旦发现往往已是痴呆的中期甚至晚期，丧失了最佳的治疗时机，给患者和家属带来了沉重的压力和经济负担。虽然近几年随着宣传和科普力度的加大，大家对于老年认知障碍疾病有了一定的了解，但仍存在很多的误区。针对此，本书以简单问答的形式，从科普和通俗易懂的角度，结合老年认知障碍的最新诊治进展来全面地描述疾病的特点和医护的原则。希望本书的科普能够使广大读者朋友对老年认知功能障碍有一个初步的了解。

　　特别感谢本书主审、苏州大学护理学院院长李惠玲教授以及苏州大学公共卫生学院徐勇教授、苏州大学附属第一医院副院长方琪教授，感谢李惠玲教授提供的指导和素材，感谢护理学院研究生孙锐、廖颖等，她们对书稿进行了整理并承担了校对等细致入微的工作。同时也恳请广大读者对本书提出宝贵意见和建议，以便修订相关内容，更好地为广大读者和患者服务。

王月菊　林　璐

2018 年 10 月

目　录

第一章　老年认知功能障碍的相关概念

问题1：什么是认知功能障碍？它和痴呆是什么关系？　3

问题2：什么是阿尔茨海默病？　3

问题3：什么是认知功能？认知功能下降就是痴呆吗？　4

问题4：人老了一定会痴呆吗？　5

问题5：进入老年期后，人的大脑功能有些什么变化？怎样区分正常老化和早期认知功能下降呢？　6

问题6：医生通过显微镜在阿尔茨海默病患者的大脑里看到了什么？它们是罪魁祸首吗？　7

问题7：为什么我的家属中风后记忆力也变差了？除了阿尔茨海默病外，认知功能障碍还有哪些类型和原因？　8

问题8：我的家属有肺部疾病，为什么有时也会糊里糊涂？还有哪些全身性疾病会影响我们的智力？　9

问题9：为什么我的家属一开始就行为异常，举止不文明，甚至有打闹现象？这是痴呆的一种特殊类型吗？　10

问题10：为什么有的患者既有帕金森的症状，又有痴呆的表现？有的医生诊断其为痴呆，有的医生诊断其为帕金森病，他（她）究竟得的是什么病？　12

问题11：有些患者在蛛网膜下腔出血后，逐渐出现思维迟钝、记忆力减退及步态不稳等症状，是不是合并有认知功能障碍？　13

问题12：如何延缓阿尔茨海默病患者的病情进展？　14

问题13：老年认知功能障碍不同阶段的临床表现有哪些？　15

问题14：性格变得古怪是患了认知功能障碍吗？　16

问题 15：为什么我的家属除了记忆力下降外，还会经常哭泣，对周围的事情也不感兴趣了呢？ 17

问题 16：为什么我的家属不愿意学习新的事物，以前会做的事情现在却做不好了呢？ 18

问题 17：确诊老年认知功能障碍需要做哪些检查？ 19

问题 18：怀疑自己患有老年认知功能障碍，如何初步自评？ 22

问题 19：确定认知功能障碍的诊断需要向医生提供哪些病史？ 24

问题 20：神经心理量表检测的注意事项有哪些？意义何在？ 25

问题 21：我最近感到记忆力下降明显，这是不是老年认知功能障碍的前兆，需要去什么科就诊？ 26

问题 22：老年认知功能障碍一定会出现记忆力减退吗？ 29

问题 23：认知功能障碍与抑郁症有哪些区别？ 30

问题 24：哪些是导致阿尔茨海默病的危险因素？ 31

问题 25：老年性认知障碍与谵妄的区别有哪些？ 34

第二章　早期认知功能障碍的发现及防治

问题 1：早期发现老年认知功能障碍的重要性有哪些？ 37

问题 2：轻度认知功能障碍的危险因素有哪些？哪些危险因素是可以干预的？ 38

问题 3：什么是轻度认知功能障碍？它有哪些类型？ 40

问题 4：老年人大多会出现记忆功能下降，怎样区分良性健忘和轻度认知功能障碍呢？ 41

问题 5：独居老人不太愿意与人交往，长此以往，会不会患上认知功能障碍？ 42

问题 6：是否所有的轻度认知功能障碍患者都会转化为痴呆患者？ 43

问题 7：有哪些病因可能导致早期认知功能障碍呢？ 44

问题 8：最近我发现自己的记忆力明显下降，什么情况下我应该去找医生就诊？我需要提供哪些疾病情况信息呢？ **46**

问题 9：有没有简单的方法来判断我的家属是否存在轻度认知功能障碍呢？ **47**

问题 10：轻度认知功能障碍患者会出现精神症状吗？什么是精神症状？ **49**

问题 11：哪些简单特殊体征可以帮助早期识别或预测轻度认知功能障碍？ **51**

问题 12：当我的记忆力或者其他能力下降时，需要做哪些量表来判断是否存在轻度认知功能障碍？ **52**

问题 13：怎样评价患者的总体认知功能？ **54**

问题 14：怎样精确评估记忆功能呢？ **59**

问题 15：怎样评价执行功能？ **63**

问题 16：怎样评估语言能力？ **65**

问题 17：怎样评估视空间结构能力呢？ **66**

问题 18：医生如何发现一些精神症状呢？ **67**

问题 19：人的大脑里有哪些结构改变能够预示轻度认知功能障碍的发生？应该进行哪些影像检查？ **68**

问题 20：体液或血液检查能早期发现轻度认知功能障碍吗？ **69**

问题 21：在做了上述相关量表、血液和体液的相关检查后，最终怎样诊断轻度认知功能障碍呢？ **71**

问题 22：如果患者或家属自己感觉有记忆能力的下降，但临床检测却未发现异常，能代表没有异常吗？ **72**

问题 23：我不知道我是否携带痴呆的易患基因，我怎样才能降低痴呆的患病风险？ **73**

问题 24：我已经出现早期的记忆和认知功能下降，应该如何积极治疗呢？ **74**

问题 25：预防轻度认知功能障碍有哪些非药物措施？ **79**

问题 26：哪些食物有助于预防轻度认知功能障碍？ **83**

第三章　药物治疗和非药物治疗

问题 1：认知功能障碍可以预防吗？ **89**

问题 2：阿尔茨海默病能治好吗？ **89**

问题 3：治疗老年认知功能障碍的药物分为哪几大类？ **90**

问题 4：胆碱酯酶抑制剂治疗认知功能障碍的作用机理是
　　　　什么？ **91**

问题 5：多奈哌齐的治疗剂量是多少？ **92**

问题 6：有从中药中提取的胆碱酯酶抑制剂吗？ **92**

问题 7：服用盐酸多奈哌齐会有哪些不良反应？ **93**

问题 8：美金刚治疗认知功能障碍疾病的作用机理是什么？ **93**

问题 9：改善脑循环的药物能够改善认知功能吗？ **94**

问题 10：脑代谢增强剂能改善认知功能吗？ **95**

问题 11：非甾体消炎药治疗认知功能障碍有用吗？ **96**

问题 12：他汀类降脂药对认知功能障碍疾病也有预防和治疗
　　　　作用吗？ **97**

问题 13：有没有中草药能够改善认知功能障碍？ **97**

问题 14：维生素 E 对认知功能障碍有预防和治疗作用吗？ **98**

问题 15：为何有些认知功能障碍患者使用抗精神病药物？ **99**

问题 16：抗精神行为症状的药物分为哪几类？怎样合理使用呢？
　　　　99

问题 17：抗精神病类药物有哪些副作用？ **100**

问题 18：认知功能障碍患者出现抑郁症状需要治疗吗？ **101**

问题 19：抑郁和焦虑症状可以用哪些药物治疗？有哪些副
　　　　作用？ **101**

问题20：认知功能障碍患者出现睡眠障碍该怎么办？治疗
　　　　该病的药物有哪些副作用？如何合理使用这类
　　　　药物？ *102*

问题21：目前已经应用于临床的新药有哪些？科学家正在研究
　　　　的治疗认知功能障碍疾病的新方法又有哪些呢？ *103*

问题22：如何通过认知训练延缓认知功能衰退？ *105*

问题23：如何通过日常生活能力训练延缓认知功能衰退？ *110*

问题24：如何通过音乐疗法延缓认知功能衰退？ *112*

问题25：如何通过体育锻炼来改善认知功能？ *113*

第四章　老年认知功能障碍患者的护理与照料

问题1：能否对轻度认知功能障碍患者进行居家护理？为
　　　什么？ *119*

问题2：能否对轻度阿尔茨海默病患者进行居家护理？为
　　　什么？ *119*

问题3：能否对中重度阿尔茨海默病患者进行居家护理？为
　　　什么？ *120*

问题4：认知功能障碍患者的生活护理主要包括哪些方面？ *121*

问题5：如何培养认知功能障碍患者良好的起居习惯？ *124*

问题6：如何做好认知功能障碍患者的饮食护理？ *125*

问题7：如何协助认知功能障碍患者做好个人卫生与二便
　　　护理？ *126*

问题8：居家照护时，出于安全考虑，应该如何设计和改造
　　　居家环境？ *128*

问题9：哪些工具可以用来评估环境是否适合认知功能障碍
　　　患者居住？ *131*

问题10：如何指导患者通过手指操活动来延缓认知功能
　　　　衰退？ *132*

问题 11：照顾者应该如何根据病情程度对患者进行护理？ **138**

问题 12：如何应对认知功能障碍患者的记忆缺失？ **141**

问题 13：如何应对认知功能障碍患者的语言障碍？ **142**

问题 14：认知功能障碍患者会出现哪些异常行为和精神症状？ **144**

问题 15：如何应对认知功能障碍患者的徘徊症状？ **148**

问题 16：部分认知功能障碍患者会有"妄想症"，应该如何应对？ **149**

问题 17：路易体痴呆患者可能会产生幻觉，应该如何应对？ **151**

问题 18：认知功能障碍患者有时会喜欢收集一些废旧物品，如报纸、塑料瓶盖等，应该如何应对？ **152**

问题 19：认知功能障碍患者出现抑郁情绪时，照顾者应该如何应对？ **153**

问题 20：认知功能障碍患者有时可能会出现情绪亢奋、易激惹，应该如何帮助其缓解情绪？ **154**

问题 21：如果认知功能障碍患者出现性暴露行为，照顾者应该如何进行护理？ **155**

问题 22：当认知功能障碍患者出现异常行为时，作为家人应该采取何种态度和方式？ **156**

问题 23：作为家属，应该如何做好认知功能障碍患者的心理护理？ **157**

问题 24：认知功能障碍患者进行脑功能锻炼的具体措施有哪些？ **159**

问题 25：照顾者在照顾患者的过程中往往会产生消极、压力过大等负性情绪，如何进行开解和自我护理呢？ **161**

问题 26：认知功能障碍患者会出现哪些沟通问题？照顾者在与患者沟通时应注意哪些问题？ **162**

附录　阿尔茨海默病患者护理实务

问题 1：如何对阿尔茨海默病患者进行护理？　**167**

问题 2：阿尔茨海默病患者的家居注意事项有哪些？　**167**

问题 3：如何对阿尔茨海默病患者进行饮食护理？　**169**

问题 4：如何帮助患者洗澡？　**171**

问题 5：怎样改善阿尔茨海默病患者的睡眠？　**172**

问题 6：防范患者发生意外（如走丢、遭遇危险等）的方法
　　　　有哪些？　**173**

问题 7：阿尔海默症患者的徘徊是怎么回事？　**173**

问题 8：怎样对患者进行认知训练？　**175**

参考文献 **179**

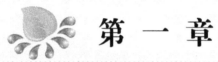

第 一 章

老年认知功能障碍的相关概念

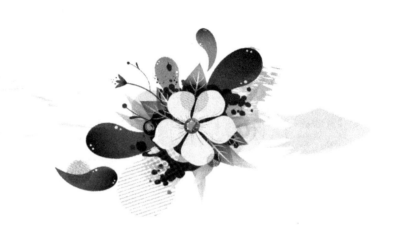

问题1: 什么是认知功能障碍? 它和痴呆是什么关系?

认知功能障碍是指患者的记忆、语言、视空间、执行、计算和理解判断等认知功能中的一项或多项受损。

轻度认知功能障碍以记忆障碍为主，其他认知功能相对完好，日常生活能力也不受影响。患轻度认知功能障碍不能称为痴呆。

重度认知功能障碍伴有多项认知功能受损，并影响患者的日常生活能力，此即为痴呆。

痴呆病人病程还常伴有精神异常、行为异常和人格异常。最常见的痴呆类型为阿尔茨海默病、血管性痴呆、额颞叶变性及路易体痴呆等。

 问题2: 什么是阿尔茨海默病?

阿尔茨海默病（Alzheimer's Disease，AD）就是老百姓俗称的"老年性痴呆"，它是以逐渐加重的记忆力和其他认知功能减退为特征的、缓慢进展的大脑退化性脑部疾病，以认知能力减退、精神行为异常和日常生活能力受损为表征，在65岁及以上的人群中是最常见的造成痴呆的原因。已知的危险致病因素有年龄老化、痴呆家族史和唐氏综合征。

1901年，德国精神科医生 Alois Alzheimer 接诊了一位51岁的女性患者，该患者记忆力进行性下降，淡漠、幻觉、生活自理能力下降。1906年这位患者去世后，医生对其进行了脑部解剖，发现该患者的大脑除了严重萎缩外，还有两种特殊的病理改变：一种是位于神经细胞外的异常斑块，它被命名为神经炎性斑（Aβ）；另一种是神经元异常缠绕的纤维丝，它被命名为神经原纤维缠结（NFT）。1907年，这种疾病被命名为阿尔茨海默病，简称为"AD"。

患阿尔茨海默病的老人记忆力进行性丧失，在疾病晚期，忘记自己的姓名，不认识家人，吃饭、洗漱、如厕这些简单的日常活动都严重依赖照料者。

 问题3：什么是认知功能？认知功能下降就是痴呆吗？

 案例

> 最近一年，马阿姨觉得自己的记性越来越差，好几次和老友约好吃饭，但是一直会忘记具体时间，需要反复询问多次才能记住；看过的电视剧，会忘记里面的具体情节；女儿之前曾带回家的新同事，第二次来家拜访时，马阿姨却对其没有印象，显得很尴尬。但是对于过去的事情，马阿姨的记忆却仍然十分深刻。对于家里新购买的一些电器和设备等，马阿姨学习使用起来有点费力。女儿也觉得母亲的反应没有以前那么敏捷，变得不太爱讲话，但是有些话会反复唠叨很多遍，有的时候情绪也不太稳定。马阿姨去医院就诊，通过量表测评被诊断为轻度认知功能障碍，而非痴呆。

（1）认知功能的定义

认知功能是指人脑加工、储存和提取信息的能力，是机体认识和获取知识的智能加工过程，涉及学习、记忆、语言、思维、精神、情感等一系列心理和社会行为。它是人们完成活动最重要的心理条件。

认知的基础是大脑皮质的正常功能，任何引起大脑皮质功能和结构异常的因素均可导致认知功能损害，导致认知功能下降。

（2）认知功能下降并不一定是痴呆

认知功能下降并不一定是痴呆。对于老年人来说，认知功能下降往往是逐渐发生的，而认知功能的损害程度则需要通过认知评估来确定，认知评估需要借助一些量表，通过量表筛查可以区分出患者是否有认知功能下降以及认知功能下降的程度，同时结合患者的临床表现，诊断是否存在痴呆。痴呆常有记忆力的损害。但除了记忆力损害外，病人还须有其他认知功能的损害，如语言、运动或决策方面的一项或多项功能障碍。由于痴呆，病人不再能胜任以往的工作，或者不能完成以往已多次重复完成的任务，甚至不能料理自己的日常生活。而相当数量的老年人随着年龄的增长，可出现不伴痴呆的认知功能下降，即轻度认知功能障碍，以记忆障碍为主诉，其他认知功能相对完好，日常生活能力也不受影响。但已有文献报道，轻度认知功能损害的患者发生痴呆的危险性显著升高。

问题4：人老了一定会痴呆吗？

认知功能障碍性疾病是一种临床疾病，不是自然现象，并不是每个老年人都一定会经历。但是随着人口老龄化的加剧，老年痴呆的发病率越来越高。年龄是老年痴呆发生的最大危险因素，据世界卫生组织估计，全球65岁以上老年人群老年痴呆的患病率为4%~7%。老年痴呆的患病率与年龄密切相关，年龄平均每增加6.1岁，患病率升高1倍；在85岁以上的老年人群中，老年痴呆的患病率可高达20%~30%。

除了年龄的因素之外，老年痴呆的发生还与性别、遗传、心脑血管疾病、糖尿病、饮食、受教育程度等有关。因此，认知功能障碍性疾病是内因和外因共同作用的结果。如果携带与痴呆相关的危险基因，发病率就会相对增高；如果没有基因方面的危险因素，但存在心脑血管等方面的危险因素，痴呆的发生率也会增加。相反，如果两方面的危险因素都相对较少的话，就能够更大程度上保护大脑的健康。

痴呆性疾病是导致老年人失去日常生活能力的最常见疾病。有研究显示，启发思考的生活环境可以减小老人患上老年痴呆的可能，所以若在晚年或退休后保持或养成阅读和思考的习惯，多活动，多跟别人接触，令生活多一点乐趣，让脑子多一点运动，就好比给机器上了油，生锈的机会会少一点，患上老年痴呆的可能性会降低不少。减少喝酒，不滥用药物，饮食均衡，多做运动，作息定时，都是保持身心健康、降低患老年痴呆可能性的好方法。

问题5：进入老年期后，人的大脑功能有些什么变化？怎样区分正常老化和早期认知功能下降呢？

（1）进入老年期后人的大脑功能的变化

进入老年期后，人的大脑会表现出某些萎缩，大脑的容量和重量也会随之降低，大脑神经细胞数量减少，神经细胞所合成的大脑神经递质减少，尤其是乙酰胆碱和多巴胺；人脑的代偿机制及储备能力逐步下降，老化现象逐渐表现出来。大脑功能老化的主要表现是轻度但持续不可逆转的大脑高级功能衰退，正常的大脑功能老化是脑生长、发育、成熟到衰亡过程中的后一阶段。它包括一系列生理的、心理的、形态结构和功能的变化，是一种正常的生理现象，也是正常的生命过程，在生物学上是不可避免的，属于不可抗拒的自然规律。

这种脑功能的衰退方式与认知功能障碍很不相同。正常老年人可以有轻度的记忆力减退、思维迟钝、掌握新知识的能力下降等认知方面的症状，但无临床症状的主诉，对日常生活、工作和学习不会造成严重的影响。例如，老年人有时会忘记刚刚与之交谈的人的姓名，但仍然记得曾经交谈这件事情，经过提醒，仍有可能记起对方的名字。而出现认知功能障碍时，患者的大脑功能表现出迅速、严重的功能衰退，并对日常生活产生影响。例如，患者明明刚和别人交谈，但转眼间就忘记曾经交谈这件事情。当然，有时年龄与真正的生理性老化并不完全同步，可以未老先衰，也可能老当益壮。有些老年人不但生活能自理，而且还能应用自己的技术、知识与经验为社会做出贡献。比如肯德基的创始人山德士，他在60多岁时创办了如今享誉世界的肯德基，如今肯德基所属的百胜餐饮集团已成为全球最大的餐饮集团。

（2）正常老化和早期认知功能的区别

正常老化和早期认知功能下降均会出现记忆力下降症状，我们可以从以下几个方面区分二者的不同。

① 对于曾经发生的事件

正常老化的老人会部分忘记，经过提醒可以想起来；而认知功能障碍患者则是完全忘记，即便提醒也想不起来。

② 按照指示行事

正常老化的老人完全可以胜任；而认知功能障碍患者即便给予明确清晰的指示，他（她）也不能完成。

③ 生活自理能力

正常老化的老人有生活自理能力，除了较重的体力活或较复杂的脑力劳动之外，他们都可以独立完成；而老年认知功能障碍患者的生活自理能力是逐渐下降的，直至完全丧失。

④ 交流能力

正常老化的老人可以与周围的人正常交流；而认知功能障碍患者与周围人的交流能力越来越差，直至进入缄默状态。

⑤ 行为及人格改变

正常老化的老人无行为及人格改变；认知功能障碍患者有幻觉、妄想及其他人格改变。

⑥ 处理财务问题

正常老化的老人可能出现偶尔忘记定期付费等；认知功能障碍患者则无法独立处理财务问题。

⑦ 清楚日期

正常老化的老人会出现偶尔忘记日期的情况，但事后会想起来，尤其是经过提醒之后；而认知功能障碍患者经常混淆季节和日期。

 问题6：医生通过显微镜在阿尔茨海默病患者的大脑里看到了什么？它们是罪魁祸首吗？

医生在显微镜下主要看到阿尔茨海默病患者的大脑有两种明

显的病变：淀粉样斑块（Aβ）和神经纤维缠结（NFT）。正常老年人的大脑内也会有淀粉样斑块和神经纤维缠结存在，但是正常的老年人与阿尔茨海默病患者的老年斑数量与分布均不相同。健康老年人脑内所见的老年斑数量少，且分布也比较局限，主要分布在颞叶的海马角和海马回；而阿尔茨海默病患者脑内的老年斑不但数量多，而且分布广泛。除了上述两种典型的组织病理学特征外，阿尔茨海默病患者还有突触密度的减少、神经元的丧失、海马神经元的颗粒空泡变性，由此导致主要神经递质（如乙酰胆碱、去甲肾上腺素及 5 – 羟色胺等）含量减少。阿尔茨海默病患者乙酰胆碱含量减少的脑区以颞叶、顶叶最明显，额叶次之，额—顶交界和顶—枕交界减少，其他脑区无明显减少。根据老年斑、神经纤维缠结和神经元细胞丧失的分布情况，可以得出这样的结论：失语、视觉空间感知功能障碍等脑功能缺陷主要是由老年斑的形成以及相关的细胞功能异常引起的，而神经纤维缠结可导致记忆功能障碍和神经精神症状。同时，神经递质的缺乏尤其是乙酰胆碱缺乏在认知功能和行为改变中起到了重要作用。

 问题7：为什么我的家属中风后记忆力也变差了？除了阿尔茨海默病外，认知功能障碍还有哪些类型和原因？

（1）中风也会引起认知功能障碍甚至痴呆

中风即脑卒中，可引起认知功能障碍甚至痴呆。这种由脑血管疾病引起的认知功能障碍称为血管性认知功能障碍，主要由颅内外血管病变导致，例如颅内血管的栓塞、出血、小血管的病变等。可以是这些血管本身的病变，也可以是颅外大血管及心脏的病变，间接影响脑内血管，脑组织因供血不足而发生缺血缺氧性改变，最终使大脑功能全面衰退。轻度阶段称血管性轻度认知功能障碍，其严重阶段称血管性痴呆，一般在梗死后 3 个月内发生认知功能突然恶化，呈波动性、阶梯性进展。临床表现多样，主要与脑组织损伤的部位有关。常见的有日常生活能力下降、记忆力下降以及行为功能障碍。患者中风后诊断为血管性痴呆必须有临床症状、大脑影像学表现和血管性疾病发生的危险因素存在。

但不是所有的脑卒中都会进展为痴呆。脑卒中后，高达64%的患者存在不同程度的认知功能障碍，1/3会发展为明显的痴呆。

（2）导致认知功能障碍的其他危险因素

血管性痴呆已成为仅次于阿尔茨海默病的导致老年期痴呆的第二大病因。长期高血压、糖尿病、高胆固醇血症、吸烟、肥胖及缺乏锻炼都是导致血管性认知功能障碍的危险因素，携带这些高危因素的人群更易发生血管性认知功能障碍，甚至痴呆，尽早识别和控制这些危险因素可以预防血管性认知功能障碍。

问题8：我的家属有肺部疾病，为什么有时也会糊里糊涂？还有哪些全身性疾病会影响我们的智力？

人脑的智能和情感活动极易受代谢的影响。虽然机体可充分调动代偿机制，以减少由于脑基本营养供应的改变所造成的影响，并最大限度地稳定中枢神经系统的内环境，但是全身各个系统如心脏、肺部和甲状腺等的功能异常都会长期、反复地干扰代谢物质的利用，最终危及脑细胞的功能，导致智能障碍。

有些肺部疾病，例如慢性阻塞性肺病，这种患者的肺脏受到较为严重的损害，不能进行有效的气体交换，既不能吸入足够的氧气，也不能呼出足量的二氧化碳，由此导致缺氧、二氧化碳潴留。而大脑是呼吸衰竭时首当其冲的受害者，脑组织每时每刻都需要大量的氧来维持其生命和生理功能，脑细胞对缺氧最为敏感，脑缺氧就会产生脑水肿、神经细胞弥漫性的变性坏死，造成弥漫性的脑功能损害。因此这类患者在缺氧早期就出现精神疲乏、无力、头痛、头晕、注意力不集中、智能减退、判断力下降、定向力障碍、记忆力障碍等。随着病情的进一步加重，可产生兴奋、烦躁、话多、胡言乱语、错觉、幻觉等精神症状，医学上又称之为"肺性脑病"。因此，呼吸系统疾病患者呼吸衰竭时会出现短暂性认知功能障碍，随着肺部疾病的好转，缺氧和二氧化碳潴留的解除，认知功能也得以恢复。

除上述肺部疾病以外，还有一些全身性疾病、维生素缺乏和代谢性疾病也会引起认知功能障碍。例如，慢性心脏疾病患者心脏射血功能降低，导致大脑长期缺血缺氧，可以使其认知功能减退；慢性肾功能不全、慢性肝功能不全发展至较严重程度时，也会出现不同程度的认知功能损害和精神症状。维生素 B_1、维生素 B_{12} 叶酸、烟酸等缺乏，也会不同程度地导致认知功能减退。当原发疾病改善后，认知功能也随之有所改善。

甲状腺功能减退是引起认知功能障碍的常见代谢性疾病，但容易被忽视和漏诊，这类疾病导致的认知功能障碍是可以治愈的。因此临床医生在诊治认知功能障碍性疾病时，应彻底检查可能引起认知障碍的潜在的代谢性疾病。事实上，如果能及时发现并积极治疗代谢性疾病引起的认知功能障碍，往往能使患者的认知功能得到恢复或有明显的改善。

问题9：为什么我的家属一开始就行为异常，举止不文明，甚至有打闹现象？这是痴呆的一种特殊类型吗？

案例

朱阿姨，58 岁，退休工人，2 年前逐步不爱说话，表情淡漠，之后逐渐出现食量增加，行为异常，不能正常工作，出现反复搓手动作。1 年前上述症状加重，出现说话障碍，生活不能自理，大小便失禁，时有当众脱衣、打骂路人等行为，曾到精神病院就诊并被诊断为精神分裂，治疗后效果不理想。后行头颅 CT 检查，提示为全脑萎缩，两侧额颞叶萎缩明显。进行简易精神状态（MMSE）评分：14 分。诊断为额颞叶痴呆。

与阿尔茨海默病同样属于神经变性痴呆的一种特殊类型——额颞叶痴呆，在早期可能就表现出明显的行为异常，是以人格、社会行为和认知功能进行性恶化为特征的临床综合征。该类患者所表现出的行为异常、举止不文明及打闹现象很有可能是额颞叶痴呆的早期临床表现，占老年前期痴呆的20%，在45～65岁人群中的患病率为15.1/10万人。

本病的病因和发病机制尚不清楚。流行病学调查发现，男女患病率比约为1∶2，不同职业和教育水平人群的患病率无明显差异，发病年龄较阿尔茨海默病早，发病高峰期为60岁。本病可能有遗传因素，近年的流行病学调查发现，25%～38%的患者的一级亲属也患有痴呆。其病理特征为选择性的额叶和/或颞叶进行性萎缩，没有神经纤维缠结、淀粉样斑块和路易氏小体等特征性的病理改变。正常时，额颞叶主管条理、性格、运动、语言和社交举止，因而额颞叶痴呆最突出的症状是性格、举止和思维过程的改变。患者的个性和在社交场合的举止在疾病早期有极明显变化，常常很容易出现冲动，表现为言行或举止不经过思考与判断，行为夸张、举止不文明；情绪改变也很常见，主要表现为不关心、淡漠和疏远他人。有时患者有重复性、强迫性举止（例如，患者每天一遍又一遍讲同一个笑话或反复多次叙述同一个故事，反复做摇滚摆动、鼓掌等刻板动作，强迫计数，等等）。

额颞叶痴呆与阿尔茨海默病的区别是，这类患者有一定程度的记忆力衰退，但其损害程度远不如阿尔茨海默病患者的记忆力损害那样严重。甚至到了疾病的晚期，额颞叶痴呆患者的时间和空间认知也仍然相当完整。尽管有明显的行为性格和思维的改变，额颞叶痴呆患者的智力测验结果可以是正常或者是接近正常，因此这些患者往往易被误诊为精神病或者是老年人的行为怪异。

问题10：为什么有的患者既有帕金森的症状，又有痴呆的表现？有的医生诊断其为痴呆，有的医生诊断其为帕金森病，他（她）究竟得的是什么病？

案例

张老伯，2年前出现记忆力减退，叫不出自己子女的名字，找不到自己的物品，家里人未予重视，后来性格变得易怒，一直重复说一件事情，有的时候衣服会穿反，不扣纽扣。1年后出现幻觉，在身边无人和无物时自诉能看到身边有人和其他一些物体，并且可以清晰地描述所看到的人和物；有的时候又会说外面有人要打他，并逐渐出现行动迟缓，步态异常。到医院就诊后被诊断为路易体痴呆，后给予小剂量的抗精神病药物联合改善认知功能的药物后，患者的幻觉等症状基本消失，情绪稳定，但仍有行动迟缓及步态异常表现。

神经变性性痴呆中除了阿尔茨海默病、额颞叶痴呆外，还有一种类型的痴呆——路易体痴呆。它以波动性认知功能障碍、类帕金森症状及反复发作的视幻觉三大核心症状为临床特点。

路易体痴呆的起病年龄为50～90岁，患病后生存时间为6～10年。患者数在老年人中随着年龄的增加而明显增加，多发于男性，有遗传倾向。大多数路易体痴呆患者有一些不同于阿尔茨海默病的症状，患者的记忆力损害较轻，但又常常有明显的大脑功能好坏的起伏，症状波动大，每次持续几个小时或几天，每次发作前无先兆，症状发作的时间不定，患者今天可以相当正常地谈话，但明天就可能完全丧失谈话能力。

类帕金森症状则表现为肢体僵硬，运动缓慢，姿势步态异常，容易摔倒。大多数患者的运动障碍症状发生于大脑功能障碍之后，大约有30%的患者首先出现运动障碍，其中50%的患者表现为静止性震颤，20%的患者存在肌阵挛发作。临床上，75%的路易体痴呆患者疾病早期即可出现明显的视幻觉、视觉空间能力障碍和视觉感知功能低下。

由于患者有类帕金森的症状，帕金森病患者也常合并认知功能障碍，因此路易体痴呆和帕金森病常容易误诊，主要鉴别方法是根据认知功能障碍出现的时间，如果类帕金森症状与认知功能障碍同时出现，常提示路易体痴呆的可能大。

问题11：有些患者在蛛网膜下腔出血后，逐渐出现思维迟钝、记忆力减退及步态不稳等症状，是不是合并有认知功能障碍？

 案例

> 郁阿姨，50岁，平时性格开朗，喜欢与人交流，后因脑部肿瘤住院进行了手术治疗，康复后出院。半年前，家人发现她的记性越来越差，走路、做事都不太利索，反应也比较迟钝，变得少言寡语，性格淡漠，慢慢的走路不稳，时常摔倒，生活不能自理，同时还有小便失禁。至医院就诊，头颅CT检查提示脑室明显扩大，考虑患者存在脑积水，腰穿测压提示颅内压正常，诊断为正常颅压性脑积水。家属治疗态度积极，于是医生对患者采取了脑室—腹腔分流手术，术后患者的症状明显改善，生活可以自理。

该类患者在蛛网膜下腔出血后出现思维迟钝、记忆力减退及步态不稳，须考虑出现正常颅压脑积水性痴呆。这是一种可逆性认知功能障碍，但并不是成人常见的认知功能障碍类型。由于各种原因引起的脑脊液分泌增多、循环通路部分梗阻或吸收障碍，使脑室扩大，但脑体积逐渐缩小，尤其脑白质萎缩明显，通过这种代偿，使得脑脊液压力不增高，故称为正常颅压性脑积水。

导致该病的常见病因有各种原因引起的蛛网膜下腔出血、脑膜炎、硬膜下血肿、阻碍脑脊液正常循环的各种脑肿瘤。此病起病隐袭，进展缓慢。临床上表现为认知功能障碍、步态异常和尿失禁三联征。其中步态异常是最有特征、最常见和最突出的特点，有运动障碍，从轻度运动不灵活到完全不能活动。患者的双下肢痉挛，步态不稳，行走缓慢，易于跌倒，此种步态障碍最大的特点是起动困难，患者的双足好像粘在地板上一样，难以抬起，一旦走起来，却又能走得比较好。患者肌张力增高，偶有剪刀步态。严重者甚至会出现四肢瘫痪。后期常见尿失禁。同时伴有认知功能障碍表现，主要特征是认知缓慢损害，情感淡漠，迟钝，但无失语、失算、失认等皮质损害特征。早期患者有极轻的思维缓慢，行动逐渐变得迟缓，说话、理解缓慢，缺乏主动性。逐渐发展为记忆障碍，定向障碍，概括能力丧失，经指导后才能执行任务，无法完成复杂计算。头颅 CT 及磁共振检查可见脑室扩大和脑沟加深，但两者不成比例，脑室扩大更为明显。同时，腰椎穿刺提示患者的脑脊液压力正常。在有相关病因的基础上，结合上述症状加上检查，可以明确诊断该病。

目前该病没有任何药物有肯定疗效。主要的治疗手段是治疗原发病因及外科分流手术。常见的分流手术包括脑室—腹腔分流和脑室—心房分流，目前脑室—腹腔分流是首选手术方法。部分患者在经过手术后，认知功能障碍及其他症状可望缓解和好转。

🌳 问题 12：如何延缓阿尔茨海默病患者的病情进展？

对于阿尔茨海默病患者，尤其是早期患者，在明确诊断以后还有相当长的寿命。如果积极治疗，注意饮食与锻炼，则寿命更长。首先要明确的是，阿尔茨海默病是一个渐进的过程，轻度和中度患者经过治疗会延缓疾病的进展，甚至可以通过治疗恢复部分功能，应该在正规医院配合医生做详细检查，制订详细方案后，坚持治疗。

患者应该接受患病现实，正视疾病带来的不便，保持积极心态，乐观面对疾病，存有希望。保持环境接触，多与他人分享快乐，可以与其他患者多交流，不要封闭、隔离自己，要出去多活动。做自己喜欢的事，保持自己的爱好，回归大自然，从大自然中感受到生活的快乐。

作为家属，要督促患者治疗，应该定期带患者去医院做检查，遵从医嘱，一如既往地陪伴他、包容他、关心他、爱护他。多给他一点时间，当他做对时给他鼓励，当他做错时不要责备他。配合他的速度，与他一起聊天、做家务、做小游戏等。

🍀 问题13：老年认知功能障碍不同阶段的临床表现有哪些?

老年认知障碍是一个漫长的过程，主要临床表现为三个方面：日常生活能力下降，精神与行为异常，认知功能减退。其中，记忆力减退是最早、最常见的症状。

每个人的临床表现并不都是一样的。主要临床表现分为三期。

（1）早期

又叫遗忘期，做事情丢三落四，前说后忘，即便经过别人提醒，也完全想不起来。除了记忆力减退之外，语言能力也下降，表现为听、说、读、写四个方面。听不懂，说不清，不会读（原本认识的字），不会写（原本会写的字）。对空间定向不良，即便是在熟悉的环境里也容易迷路。抽象思维和判断能力下降。情绪不稳，有易怒、抑郁等人格改变。此病程一般持续1～3年。

（2）中期

即混乱期。完全不能学习新知识，不能回忆新近发生的事情，对于很久以前发生的事情，记忆力受损但未完全丧失。注意力不集中。定向力进一步丧失：先是出现时间定向力障碍，也就是说，分不清当时的时间甚至季节；然后出现地点定向力障碍，也就是说，分不清自己所处的地点；最后出现人物定向力障碍，也就是说，不认识原先熟悉的人。日常生活能力进一步下降，衣、食、行均需要家人的帮助。本期是本病护理难度最大的阶段，该期多发生在起病后的 2 ～ 10 年。

（3）晚期

即痴呆期。智能趋于丧失，生活完全不能自理，大小便失禁，无自主运动，缄默不语，几乎为植物人状态。常因吸入性肺炎、褥疮、泌尿系感染等并发症而死亡。该期多发生在发病后的 8 ～ 12 年。

对临床表现进行分期是为了更好的诊断和治疗，各分期之间并不截然分明，患者有可能同时具备早中期的某一部分特点，根据临床分期，可以初步判断患者的病情和预后。

 问题 14：性格变得古怪是患了认知功能障碍吗？

 案例

> 汪老伯因为"高血压病"住在我们老年科。
>
> 有一天，我看到他女儿怒气冲冲地走出病房，就随口问她："怎么了？"
>
> 她气愤地说："唉，我爸变得越来越古怪，简直是神经病，我都不好意思说他的事，丢人。"
>
> 停顿片刻，她又说："都近 90 岁的人了，他竟然怀疑我妈有外遇，整天为了这个事和我妈吵架，这不是神经病是什么？"
>
> 这句话立马引起了我的警觉，因为老年认知障碍的临床表现之一就是精神行为异常。
>
> 我问她："你父亲还有其他的异常吗？"
>
> 她说："别提了，那天，我阿姨到我家来玩，阿姨走了之后，他硬说人家偷了他的衬衫。这事要是被我阿姨知道了，肯定

要不高兴的，人家那么爱美的老太太，偷你的衬衫干什么？"

经过一系列的检查，汪老伯被确诊为老年认知功能障碍。经过正规治疗后，精神行为异常逐渐缓解。

精神行为异常可以是认知功能障碍患者的早期症状，也可以是疾病发展过程中的伴随症状。所有类型的认知障碍都可以出现精神行为异常。阿尔茨海默病患者中精神行为异常出现频率最高的是易激惹、情绪不稳定，随后是抑郁、淡漠，且淡漠症状持续存在。妄想的比例在32%左右，以偷窃妄想和嫉妒妄想为主。

老年认知障碍早期常表现为敏感和多疑，常因小事与他人争执，情绪不稳定，易激惹、伤感，有时有明显的焦虑、抑郁情绪，常常会莫名其妙地哭泣，有时亦有幻觉、妄想。随着病程的进展，痴呆加重，患者对周围的事情逐渐淡漠，缺乏兴趣，甚至对关系到自己切身利益的事情也漠不关心。有的则变得急躁或有异常的欣快感，出现不自主的无明显原因的兴奋。有的可出现睡眠颠倒，或整日无所事事、少言懒动，或重复进行无意义的动作。

 问题15：为什么我的家属除了记忆力下降外，还会经常哭泣，对周围的事情也不感兴趣了呢？

 案例

那天，门诊来了一位女患者，她的丈夫很苦恼地告诉我："她最近做事情丢三落四，一点小事情就惹得她哭哭啼啼，她从前不这样的，原来是很外向的一个人，而且她现在做什么事情都提不起兴致。以前她最喜欢跳广场舞，现在广场舞也不跳了，说是吵得慌。"

经过一系列的检查，该患者被确诊为老年认知功能障碍。

老年认知功能障碍伴发的精神行为症状表现具有多样性，涉及精神状态的各个方面，是临床上导致误诊的重要原因之一。这些症状可大致分为 4 个症状群：

（1）情感症状

包括抑郁、焦虑、易怒等。

（2）精神病性症状

包括淡漠、幻觉、妄想等。

（3）脱抑制症状

包括欣快、脱抑制等。

（4）活动过度症状

包括易激惹、激越、行为异常、攻击性等。

99% 以上的老年认知障碍患者都有可能伴发精神行为症状，大部分的精神行为症状对任何一种痴呆类型都不存在特异性。但由于不同的痴呆涉及不同的病理机制，所以其严重程度和具体的临床表现也各有差异。情感症状往往出现在轻度认知功能损害阶段，而精神病性症状及行为症状则提示患者的认知功能损害较重。在所有的认知障碍中，淡漠出现的概率最高（76%），随后是抑郁、易激惹、激越和躁动。这个女患者的精神行为症状就表现为抑郁和淡漠。

 问题16：为什么我的家属不愿意学习新的事物，以前会做的事情现在却做不好了呢？

 案例

那天，门诊来了一位女患者，她的丈夫苦恼地诉说道："我爱人本来是个很时尚的人，喜欢赶时髦。当年，无论是录音机还是电视机、照相机，我们家在朋友圈中都是第一个买的，可是近几年她什么都不喜欢了，尤其是新出现的东西，比如微信，我女儿在外地上班，特意给她买了个智能手机方便视频，手把手地教她用微信，可她怎么都不愿意学。而且，她以前会做的事情现在也做不好了。现在竟然连洗衣机都不会用了。"

经过一系列量表检测，这位女患者被明确诊断为认知功能障碍。

日常生活能力包括两个方面：基本日常生活能力和工具性日常生活能力。前者指独立生活所必需的基本功能，如穿衣、吃饭、如厕等；后者包括复杂的日常或社会活动能力，如出访、工作等。日常生活能力减退是痴呆的核心症状之一。轻度痴呆患者可表现出复杂日常生活能力受损；中度痴呆患者基本日常生活能力亦衰退，不能完全自理；重度痴呆患者日常生活能力完全丧失。日常生活能力减退是诊断痴呆的必需条件，对日常生活能力的及时评估能够帮助尽早识别痴呆患者。

日常生活能力的减退，尤其是学习新事物能力的减退，在老年人中十分普遍。比如，子女帮忙在老人的手机上安装了"滴滴打车"的 App，并反复演示了若干遍，当时以为老人已经掌握了，可是到了真正使用的时候，却发现老人还是不会用。适应新环境的能力下降。人到老年，跟随子女离乡背井到子女所工作的城市定居，身处全新的环境，却失去了年轻时的新奇感，取而代之的是强烈的陌生感及伴随而至的担忧。如果家里的老人出现了以上这些现象并影响正常生活的话，子女和亲属必须警惕认知功能障碍的可能。

🌳 问题17：确诊老年认知功能障碍需要做哪些检查？

确诊老年认知功能障碍需要四个方面的资料：详细的病史；全面的认知功能检查；血液化验；影像学检查。

很多患者第一次到医院就诊时常常存在这样一个误区：我们就是记忆力不好，或者说，我们就是情绪不好，为什么要做那么多血液或全身检查呢？

实际上，认知功能障碍不是一个独立的疾病，其他一些疾病也会有类似症状，比如甲状腺功能减退或亢进、艾滋病、梅毒、某些营养素缺乏等，而这些疾病引起的认知功能障碍是可治愈的。

所以，为了找出可能引起认知功能障碍的其他疾病，对每一个老年认知功能障碍患者，不但要检查他（她）的大脑，更要检查他（她）的全身。最常做的检查项目包括头颅 CT 或磁共振、肝功能、肾功能、血糖、甲状腺功能、输血全套、维生素（尤其是叶酸和维生素 B_{12}）浓度等。

认知功能障碍患者的认知功能下降可能和代谢、感染、中毒等全身和/或脑部疾病相关，血液检查可以为病因诊断提供重要参考。

（1）病史

首先需要详细了解患者的病史，患者有何种症状、持续的时间、有无家族遗传史等。

（2）认知功能测评

关于认知功能的检查将在本章节的第 20 问详细阐述，在此不再赘述。

（3）血液检查

首次就诊的认知功能障碍患者应进行以下血液学检测：全血细胞计数、肝肾功能、甲状腺及甲状旁腺功能、电解质、叶酸、维生素 B_{12}、同型半胱氨酸、血沉、HIV、梅毒螺旋体抗体、重金属、药物或毒物检测、肿瘤标记物、免疫全套以及其他代谢和内分泌系统疾病。虽然导致认知障碍的大多数疾病难以治疗，但如能对维生素 B_{12} 缺乏、甲状腺功能低下及神经梅毒等及时诊断和治疗，可能阻止或逆转认知功能下降。

（4）影像学检查

分为两种：结构影像学和功能影像学。

① 结构影像学

包括头颅 CT 和磁共振两项检查，是排除其他可治疗性痴呆、辅助临床各种痴呆的诊断及鉴别的重要手段，对血管性痴呆的诊断辅助作用更为明显。可治疗性疾病引起的痴呆，如肿瘤、血肿及脑积水，这些疾病占痴呆总数的 1% ~ 10%。阿尔茨海默病患者头颅 CT 可见脑萎缩，分为脑灰质及脑白质萎缩：前者表现为脑回变窄，脑沟加深、增宽；后者表现为侧脑室扩大，脑室角变钝。阿尔茨海默病患者的脑萎缩改变主要表现在颞叶、脑白质及脑灰质。颞叶萎缩表现为颞叶脑沟增多、加深，颞中回变窄，侧脑室颞角扩大；脑白质萎缩显示第三脑室和侧脑室体部增宽；脑灰质普遍萎缩，可见双侧大脑半球脑沟增多、加深和脑裂增宽。在老年性痴呆患者中，大脑皮质弥漫性萎缩，脑回变平变细，脑沟增宽，脑室扩大。但上述表现缺乏特异性，因为有些正常老年人也可以有这些表现。磁共振是老年认知功能障碍大脑影像诊断的首选检查方法，可以显示内侧颞叶、海马等关键部位的萎缩。

② 功能影像学

结构影像学主要用于显示脑组织的解剖结构和形态改变，难以显示脑功能情况，不能显示脑代谢状态。阿尔茨海默病患者早期是大脑局部血流及代谢活动的改变，后期才出现结构的变化，功能影像学检查有助于阿尔茨海默病的早期诊断。功能影像学检查包括单光子发射计算机体层显像技术（SPECT）和正电子发射计算机体层显像技术（PET）。SPECT 与 PET 相比技术要求低且应用更为广泛，而 PET 则因为分辨率高而有更高的敏感性。功能影像不作为认知障碍的常规诊断检查，但对临床诊断和鉴别诊断有疑惑的认知障碍患者可以选用 SPECT 和 PET 检查，以提高准确率。SPECT 和 PET 主要用于对结构影像学很难鉴别的诊断，可以增加临床诊断的准确率。

✿ 思考

李伯，74岁，学历高中，退休后与老伴儿一起生活。据李伯的爱人反映，近半年来，李伯在性格上有较大的改变，变得不爱说话，情绪低落，不爱参与集体活动，夜间睡眠也变得较差。此外，李伯的爱人还表示，李伯的记忆力在这半年内下降较为明显，尤其容易忘记近期发生的事情，比如经常忘记自己的眼镜、书本等常用物品放在哪里，但对自己年轻时发生的事情记忆较好。

家属带李伯去当地医院的记忆门诊做了检查，医生通过问诊后，运用简易精神状态检查表和蒙特利尔认知评估问卷对李伯进行了初步的筛查，简易精神状态检查表得分为28分，蒙特利尔认知评估得分21分。医生怀疑李伯出现了轻度认知功能障碍，建议李伯做影像学及血液学方面的检查。李伯对其提出了质疑：为什么记忆方面出现了问题要做血液的检查？

问题1：出现认知功能障碍的老人是否需要做血液学方面的检查？如果您是李伯的家属，该如何向李伯解释？

问题2：出现认知功能障碍的老人一定会得痴呆吗？

问题3：如果您是李伯的家属，该怎样帮助李伯？

🌳 **问题18：怀疑自己患有老年认知功能障碍，如何初步自评？**

认知功能障碍的表现是一些主观感觉性的症状，如果怀疑自己或家人存在这方面的问题，而又不愿去医院就诊，可以在家里自我测评或帮家人做一些简单的测评。如果初步测评存在问题，请及时到医院就诊。下面介绍两种可以自行测评的方法。

（1）画钟测验（Clock Drawing Test，CDT）

先画一个圆，标清楚12个阿拉伯数字，再把指针标在11点

10 分（8 点 20 分）上。

① 评分方法

画钟测验有多种评分方法，此处介绍的是 4 分评分法，该方法较为简单、敏感、易于操作。

② 评分标准

画好一个封闭的圆得 1 分。

12 个数字均没有漏掉得 1 分。

数字的位置及顺序准确得 1 分。

将指针置于正确位置得 1 分。

③ 初步诊断

评分 <4 分表明可能存在认知功能障碍，须到医院进行进一步检测。

（2）记忆障碍自评表

记忆障碍自评表

请本人或家属回答下列八个问题。"是，有变化"表示近几年来存在因为认知（记忆和思考）问题而引起的变化	是，有变化	不，没变化	不知道
1. 判断力出现问题（例如：不能拿主意，错误的财务决定，购买不适合对方身份的礼物，不能根据当前条件、环境的改变来调整自己的活动安排）			
请本人或家属回答下列八个问题。"是，有变化"表示近几年来存在因为认知（记忆和思考）问题而引起的变化	是，有变化	不，没变化	不知道
2. 兴趣减退，脱离自己的兴趣爱好和喜爱的活动			
3. 不断重复同一件事（例如：总是重复问同一个问题，重复讲同一个故事，重复同一句话）			
4. 学习使用一些常用工具、家用电器、器械有困难（比如：DVD、电脑、微波炉、遥控器、照相机或手机的简单功能等）			
5. 记不清当前是哪年哪月			

记忆障碍自评表 续表

6. 处理复杂的个人经济事务有困难（比如：忘了如何对账，如何购买或支付水、电、煤气、采暖费等，不能合理管理工资）			
7. 记不住和别人约好的事情（比如：约好哪天一起外出郊游等）			
8. 日常的记忆和/或思考能力出现问题			
总分			

注：如果≥2项回答"是，有变化"，建议进行更深入的记忆功能检查。

 问题19：确定认知功能障碍的诊断需要向医生提供哪些病史？

要想确诊认知功能障碍，提供详细的病史至关重要。初诊的时候，医生不但要通过患者了解病情，而且要通过家属了解患者病情。医生在了解有认知功能障碍症状患者的病史时，往往需要与患者家属谈话，因为认知障碍患者常常不能理解和描述自己的病情和症状。提供病史最好从三个方面分别说明：其一，患者平时的生活能力情况；其二，记忆力状况；其三，有无精神行为异常。

家属必须克服"没面子"的心理，有些家属认为患者的某些表现，比如多疑、暴躁、性功能亢进、邋遢、不讲礼貌等，是丢人的事情，所以会刻意隐瞒。其实，这些表现有可能就是诊断认知功能障碍的线索，如果不能向医生如实描述，就有可能导致漏诊。医生是一个理性、缜密、严谨的职业，不会八卦地评判患者的行为，只会根据患者的一些行为异常判断病情，所以家属一定要消除此类顾虑。

此外，下列资料是必不可少的：发病诱因，有无脑血管疾病、脑卒中发作、高血压、糖尿病、心脏病、癫痫、头部外伤史等；患者受教育程度、烟酒史、用药情况、生活情况（是否丧偶、是否独居）等。

问题20：神经心理量表检测的注意事项有哪些？意义何在？

（1）神经心理量表检测的注意事项

人的认知功能极为复杂，检查难度很大，对测试时的环境有很高的要求，检查时一般不允许家属陪同。如果情况特殊，一定要家属陪伴，家属应当保持安静，不可将医生的话向患者解释，或者提示患者回答问题，甚至责难批评患者。

认知功能检查是痴呆诊断的重要手段，其中有些项目如智力、记忆等采取心理测验的方法，需要患者有意识地配合医生完成操作测量任务，患者的配合程度直接影响到检测结果的真实性和可靠性。以下事项必须加以注意：

① 不能在患者意识模糊或神志恍惚时进行心理检查和病史采集，否则肯定会造成误诊。

② 注意收集家属反映的情况。家属与患者密切接触，是知情者，因此要倾听家属或护工对患者病情的诉说，这对全面掌握患者的认知功能和日常生活能力有极大的帮助。

③ 尽量消除患者的紧张情绪。老年人进医院，面对陌生的环境和医生，会产生紧张情绪，以致于思维受阻，讲话结巴，甚至前言不搭后语，这些表现都会影响量表的检测结果，因此，不应急于立刻开始检查，可先闲聊片刻，使者放松，然后再正式检查，在闲聊中也可以注意患者的认知状态等。

（2）神经心理量表检测的意义

到医院就诊时，医生会给患者检测许多神经心理量表，那么检测神经心理量表的意义是什么呢？

① 判断痴呆存在与否。

标准化地评估患者各种认知功能，有助于鉴别早期认知障碍和正常老人。

② 寻找认知功能障碍的原因。

提供病因诊断的线索，帮助鉴别诊断。

③ 有助于监测进展速度，评估干预及康复的疗效，判断预后。

目前尚无客观生物学标志物及影像学方法能明确老年认知功能的障碍诊断，临床上主要依靠各种心理量表判断认知功能下降，老年认知功能障碍以认知障碍、日常生活能力下降及精神行为异常为三大临床症状，量表检测主要围绕这三个方面进行。神经心理量表检测是痴呆筛查、诊断及量化评定其严重程度的得力工具，可识别早期痴呆症状，甚至在影像结构变化之前就可以通过测试发现认知功能减退，有助于检测痴呆的附加症状，如情感障碍、人格障碍和行为障碍等（如幻觉、妄想、睡眠障碍、焦虑、抑郁等），还可以鉴别血管性痴呆、排除老年抑郁性假性痴呆。

量表具有规范化和量化等优点，能提供较为客观的依据，有利于诊断的统一、病程转归评估、疗效判定及多中心协作，为临床诊断提供了可靠、正确及标准的方法。但是没有也不可能有敏感性和特异性均达 100% 的量表，量表往往只能检测认知功能的某一方面或某些方面，不能反映智能的全貌，故对认知功能水平的综合评估能力受到限制，至今为止，任何痴呆量表都不能全面满足痴呆诊断的要求。我们必须根据临床研究的不同目的来选择不同的量表，或多个量表配合使用。

🍀 问题 21：我最近感到记忆力下降明显，这是不是老年认知功能障碍的前兆？需要去什么科就诊？

 案例

王阿姨，65 岁，身体一直很好，无重大疾病，与老伴育有一子，退休后一直和老伴照顾儿子一家的生活起居并负责接送孙子上下学等。但近几个月来，王阿姨突然觉得自己记忆力大不如从前，常常忘记一些琐碎细微的事情：去菜市场买菜忘记带钱、接孙子放学却记错时间……同时自己常常出现话到嘴边却突然不知如何表达等现象，脾气也不像以前那样温和平静。王阿姨内心对于自己的这些表现十分担忧，害怕自己是患上了阿尔茨海默病，于是在老伴和儿子的陪同下一起来到医院老年记忆障碍专病门诊进行咨询。

经过简易智力状态检查和简易操作智力状态问卷调查，王阿姨被确诊为轻度认知功能障碍。但对于诊断结果王阿姨仍有许多疑问，"小李护士，什么是轻度认知功能障碍呀？我这个病严重不？是不是老年痴呆啊？我可不能生病啊，我生病了我孙子谁照顾呀！"，王阿姨上前询问道。

"王阿姨，您不用太过于担心，轻度认知功能障碍是由正常衰老到老年痴呆的过渡状态，您并未严重到老年痴呆的程度，而且经过及时有效的预防和积极的治疗您的认知能力是会有所提高的，生活质量也会得到改善。"小李护士亲切地解释道。

"那你赶紧跟我好好说说我应该怎么预防。"

"王阿姨，您别着急，对于认知功能障碍的治疗，家属的支持与陪伴也是非常关键的，我来好好给您一家进行讲解。"

"王阿姨，您现在处于轻度认知功能障碍阶段并且发现得也十分及时，这对于您的治疗是非常有利的。但是在今后的生活中您也要多注意休息，保证自己有足够的睡眠，做到劳逸结合。平时可以多跟小区里的叔叔阿姨们一起参加一些集体活动，强身健体，培养广泛的兴趣爱好。"李护士建议道。

"我退休前也是我们单位的文艺骨干，可这一退休就得接送照顾孙子，没时间呀！"

"阿姨，您孙子也一天天长大了，况且还有您老伴帮忙呢，您不用太过于担心，接送孙子的任务就交给赵叔叔吧！您没事儿在家的时候可以多琢磨琢磨一些菜谱呀，在饮食上多下功夫，这样既可以锻炼您的大脑又可以让全家人养成良好的饮食习惯，一举两得呀！"

"那说到饮食，我有没有需要忌口、需要特别注意的？"王阿姨对于小李护士的这个提议十分赞同，同时她也提出了疑问。

小李护士回答道："您没有需要特别忌口的食物，但我建议您多吃富含锌、锰、硒的食物，比如海产品、鱼类、乳类、豆类、坚果类等，这些都有助于增强记忆力，全家吃这些食品也都会受益的。我还建议您空闲的时候，比如看电视时、泡脚时多按摩太阳穴、神庭穴，这些穴位可以有效提升认知功能，延缓衰退。"

"小李呀，除了我老伴自己要注意的，我们家属有没有能帮忙的？"王阿姨的老伴赵叔叔在一旁也提出了疑问。

"当然有啦，赵叔叔，家属的鼓励与陪伴是非常重要的，您在家的时候要多多安慰王阿姨，增强阿姨的信心。我还建议周末的时候您儿子儿媳带着你们外出郊游，比如爬爬山什么的，放松心情。平时，您也可以和王阿姨一起回忆一些你们过去幸福甜蜜的生活经历，间接进行记忆训练，以此消除阿姨的孤独感，同时也有助于记忆的恢复。"

"你说的这些我们都记住了，以后一定多多注意，谢谢你啦！"王阿姨一家感谢道。

"不必客气，这些都是我应该做的。如果您仍有困难，欢迎随时来门诊进行咨询，祝您早日康复！"小李护士微笑着说。

王阿姨一家欣慰地离开了门诊。

我们每天看到、听到、闻到、触摸到、经历到的事物，经过一段时间后，印象仍然保留在头脑里，在一定的条件下可以重现出来，这就是记忆。随着年龄的增长，尤其是进入老年期后，记忆力会出现不同程度的减退。

许多老人会诉说自己的苦恼，比如：遇到熟悉的朋友或以前的同事时，明明其名字就在嘴边，但就是叫不出来，只能尴尬地笑一笑；平日做事丢三落四，前说后忘，明明打电话准备问子女何时回家吃饭，可是放下电话才发现闲扯了半天并没有问该问的问题。

老年人全身各器官功能都有不同程度的衰退，大脑也不例外，因此，记忆力下降是正常的生理现象，医学上称之为"老年良性记忆力减退"，所以，老年人面对记忆力的日益减退不用过分担心，但也不能完全放松警惕，因为老年认知功能障碍的早期临床表现之一就是记忆力减退。老年良性记忆减退和认知功能障碍是完全不同的两码事，二者的区别见本书有关章节。如确有疑问，请及早到当地医院的记忆障碍门诊就诊，以免贻误病情。

走进医院遇到的第一个问题是挂号。老年认知功能障碍的症状有复杂性及多样性两个显著特点，再加上医院科室种类很多，导致患者或其家属不知道应该到哪个科室就诊。尤其是伴有精神症状者，容易到精神科就诊。如果挂错了号，就会浪费时间，还看不好病。老年认知障碍越到晚期危害越大，不仅影响患者健康，对家人也造成困扰。如果您怀疑自己或家人患有认知障碍，请尽早到正规医院就诊。

那么应该去哪个科室看病呢？老年科？神经内科？精神科？一般来说，三甲医院会设有老年记忆障碍专病门诊。

专病门诊是新近几年逐渐发展起来的就诊模式，专病门诊由专门研究诊治某种疾病的主治医师以上人员出诊，医生相对固定，这样既有利于诊治疾病、科研，又避免了患者抱怨看一次病换一个医生的现象。看病按"病"不按"科"，这种按"病"就诊的就医路径，改变了过去那种看病不知道挂什么号的尴尬，为患者省下了在各种科室之间往返的时间，免去了不必要的医疗开支，使其得到了更规范、更专业的诊治。

 问题 22：老年认知功能障碍一定会出现记忆力减退吗？

有的患者家属常常提出疑问："我爱人记忆力还可以，怎么就是认知功能障碍了呢？"这是一个常见的误区，不少人认为老年认知功能障碍肯定会出现记忆力减退。其实，记忆力减退是老年认知功能障碍的早期表现之一，但并不是所有的认知功能障碍患者早期都一定存在记忆力减退。

引起认知功能障碍的疾病有很多类型，有的类型的认知功能障碍并不出现明显的记忆力减退，比如路易体痴呆、额颞叶痴呆等。额颞叶痴呆以进行性精神行为异常、执行功能障碍和语言损害为主要特征，其病理特征为选择性的额叶和/或颞叶进行性萎缩。所以，有的患者以性格改变、行为障碍等为主诉而就诊。

 问题23：认知功能障碍与抑郁症有哪些区别？

认知障碍的某些精神异常表现与抑郁症的表现有相似之处，所以二者常常容易混淆，而二者的治疗方案则完全不同，所以，二者的鉴别至关重要。

抑郁症是一种情感性精神障碍，以情绪（心境）持续性低落为基本特征，可伴有思维迟缓与黏滞及意志行为的减退；在病程上以慢性和复发为特点。本病可有缓解期，缓解期患者精神状态基本正常。预后取决于抑郁的程度和是否伴有一些特定类型的神经症，抑郁严重者有可能因为自杀而死亡。严重的老年期抑郁症患者有可能因为自认为生活无任何意义而自杀。

抑郁症与痴呆的区别是显著的，前者的症状是围绕着所谓"情"字（情绪、情感）表现的，而痴呆的症状是围绕"知"字（认知）展开的。在通常情况下，老年性认知障碍患者伴发抑郁的可能性随着痴呆的严重性加重而降低。这是因为患者的认知功能受损越严重，对自己的社会价值的"认知"受损越严重，患者体会自己社会价值的内心体验也就越小，"无价值"感很少发生，故严重的老年认知障碍患者发生自杀的可能性反而降低。

严重的抑郁症可出现假性认知障碍，有时会与认知障碍混淆。患者表现为注意力、记忆力和思维能力的下降。这种认知障碍常迅速出现，但仔细检查其记忆力比患者诉说的要好得多，病程很少有进展或完全不进展。另外，抑郁患者倾向于夸大他们的认知缺损，在认知检查时不合作，常常用"我不知道"来回答。相比之下，认知障碍患者常常把他们的缺损最小化、合理化，并试图掩饰和补偿缺损。

 问题24：哪些是导致阿尔茨海默病的危险因素？

 案例

　　65岁的吴老伯一直生活在农村，他的母亲十几年前因为重度老年痴呆过世。吴老伯平时喜欢抽烟喝酒，大鱼大肉饮食，缺少运动，偶尔干干农活，患有糖尿病、高血压和高血脂，平时不规律用药。最近两年记忆力较前下降，自己放好的东西，一直会忘记放在哪里了，别人刚和他说过的话，他转身就不记得了。家里人觉得他的脾气变暴躁，一点小事就会骂人、摔东西。对亲人比以前冷漠，不关心家里人。最近食欲变差，晚上出现异常行为，在房间里来回走动，步态不稳。

　　至医院就诊，医生发现他的认知功能评分低下，体重指数28（kg/m²），时间地点定向力差，血糖、血压和血脂都明显升高，诊断为阿尔茨海默病。医生要求他戒烟、戒酒，改变饮食习惯，调整好血压、血糖，并服用改善认知功能的药物。经过半年时间，吴老伯的异常行为消失，情绪稳定，认知功能评分较前有所提高。

　　阿尔茨海默病的致残率高，患者晚期丧失独立生活能力，完全需要他人照料，给社会和家人带来了沉重的经济负担和护理负担。明确导致阿尔茨海默病发病的危险因素，对这些因素加以干预，可以降低或延缓阿尔茨海默病的发病。

　　（1）年龄与性别

　　年龄是阿尔茨海默病最大的危险因素，大多数阿尔茨海默病患者都是在 65 岁以后起病，年龄越大，阿尔茨海默病的患病率越高，80 岁以上老人的阿尔茨海默病发病率可高达 20%。性别也是影响阿尔茨海默病发病的一个重要危险因素。研究结果显示，男性比女性的患病率低 19%～29%，造成这种差别的一个可能原因是女性的寿命比男性更长，而在高龄人群中阿尔茨海默病的发病率更高。

（2）遗传因素及家族史

除了年龄外，导致阿尔茨海默病最为明确的危险因素就是遗传，包括致病基因及风险基因。同时，阿尔茨海默病的近亲发病率为一般人的 4 倍多，明显高于普通正常人群。除了遗传的原因之外，该症还与家庭成员共同的生活环境或生活方式有关。

（3）心脑血管疾病

不同类型的脑血管疾病，包括脑出血、脑梗死等，均会增加阿尔茨海默病的患病风险。另一方面，脑血管病和阿尔茨海默病也常常同时存在。任何心血管疾病都可以增加阿尔茨海默病的发病率，这些疾病包括高血压、高胆固醇血症、糖尿病等。

（4）体重

体重与阿尔茨海默病发病风险之间的关系在不同的年龄段有所不同。中年期的肥胖会导致阿尔茨海默病的发病风险增加。而老年期体重过低则与此后 5～6 年阿尔茨海默病发病风险的增高相关。

（5）吸烟与饮酒

吸烟能够增加阿尔茨海默病的发病风险。大量饮酒本身就会导致酒精性痴呆，而少量至中等量的饮酒则表现出对阿尔茨海默病发病的保护作用。

（6）饮食

饱和脂肪酸的过多摄入会增加阿尔茨海默病的发病风险。而摄入鱼类、水果、蔬菜能够降低阿尔茨海默病的发病风险。例如，缺乏维生素 B_1 能够引起认知功能障碍。

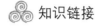 知识链接

在人体内，维生素 B_1 以辅酶的形式参与糖的分解代谢，有保护神经系统的作用，还能促进脂肪和氨基酸代谢。维生素 B_1 不能自体合成，只能通过从外界摄取获得。当维生素 B_1 摄取不足或消耗增加导致维生素 B_1 缺乏时，上述代谢发生障碍，导致组织氧化，使神经系统的能量代谢发生障碍，引起神经系统水肿和变性，从而引起中枢神经系统的一系列症状，出现认知功能障碍，所以说维生素 B_1 缺乏是会引起认知功能障碍的。这种由维生素 B_1 缺乏引起的中枢神经系统病变的综合征，又称为韦尼克脑病。引起该病的常见病因有神经性厌食、长期酗酒、严重营养不良、长期不均衡饮食（以精制面粉和白米为主食等）、长期腹泻、妊娠呕吐等。典型的临床表现为急剧出现精神障碍、眼球运动异常、共济失调三联征。精神症状表现为反应迟钝、言语减少、注意力不集中，同时有记忆力减退（以近事遗忘为主）、学习能力下降、无法学习新鲜事物等认知功能障碍表现，可有虚构现象，用虚构来填补记忆中遗忘的部分，常伴有失眠、淡漠、抑郁或急躁等症状。多数患者同时存在周围神经病的表现，如多发性神经炎。这类原因引起的认知功能障碍是可逆的，只要明确诊断并补充维生素 B_1，就可以使症状改善，直至痊愈。

（7）教育水平

高教育水平对阿尔茨海默病的发病有保护作用。受过高等教育的人发生阿尔茨海默病的危险性较低，因为教育可以大大增加大脑功能，使神经细胞间有更多、更复杂的联系，神经细胞间信息的传递也更为快速和发达，经过教育的人群的神经细胞有更多的代偿潜力。

（8）体力活动与脑力活动

中年期的规律体力活动可以降低阿尔茨海默病的发病风险。

研究还显示，无论是年轻人还是老年人，脑力劳动均可降低阿尔茨海默病的发病风险。

🌳 问题25：老年性认知障碍与谵妄的区别有哪些?

老年性认知障碍与谵妄都可以出现全面认知功能损害，二者有时会被误诊，但是二者的治疗方案截然不同，所以，了解二者症状的区别非常重要。

谵妄是一种急性发作的伴有精神症状的意识障碍，其特征为意识范围缩窄、注意力不集中、全面认知功能损害、感知觉障碍（表现为错觉、幻觉）、精神性运动增多（常为恐惧、躁动）、睡眠—觉醒周期紊乱，症状具有明显的波动倾向。认知障碍是指由于脑功能障碍而产生的后天性、持续性智能损害综合征。

如果患者以往没有"知"（认知）、"情"（情绪、情感）、"意"（意志行为）的任何障碍，突然出现精神—行为紊乱且伴有不同程度的意识障碍，同时症状具有时轻时重的特征，通常是"谵妄"。有时认知障碍患者也可出现谵妄。如果精神症状具有很大的波动性，且持续时间短（通常不超过1周，偶尔达到1个月），则谵妄的可能性很大。

如果谵妄持续时间延长到1个月以上，将有进展为认知障碍的可能性。部分老年患者的谵妄起病较慢，精神症状的波动性较小，可能被误认为是痴呆；但是如果除去引起谵妄的诱因后患者的症状逐渐有明显的好转，则谵妄的可能性大。

第 二 章

早期认知功能障碍的
发现及防治

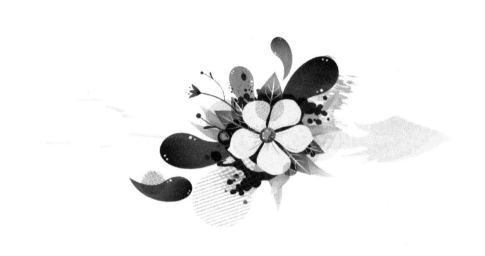

问题1：早期发现老年认知功能障碍的重要性有哪些？

痴呆是老龄化社会面临的重大公共卫生问题。我国是世界上老年痴呆的重灾区，随着我国人口老龄化进程的加速，痴呆患者逐年增长。2013年底，我国65岁以上人口已达1.32亿，痴呆患者约为1000万，其中阿尔茨海默病患者600万。我国已成为老年痴呆第一大国，痴呆患者占亚太地区同类患者总数的40%，约占世界同类患者总数的1/4。我国人口现状是"未富先老"，在经济尚未达到发达水平的时候，社会人口老龄化却已经到来，加上我国"4∶2∶1"的特殊家庭结构，比起其他国家来，我国人口老龄化来得既"早"又"快"。伴随着老龄化进程的加速，痴呆患者数量逐年增长，痴呆给家庭及社会带来了更多的精神及经济负担。

现代科学认为只有早发现、早诊断、早治疗，才有可能预防和延缓痴呆的发生和发展。虽然老年痴呆病因尚不明确，但早期发现、科学治疗能够缓解症状、延缓病程。如果能够对危险因素及早干预，则对预防痴呆意义重大。

最新的研究表明，阿尔茨海默病患者在发病前20～30年其脑内已经发生了各种生物标记物的改变。患者在出现痴呆症状前有轻度认知功能障碍期、在轻度认知功能障碍发生前存在有主观认知损害期，这就需要我们医生将痴呆的预警提前，以达到"早发现、早诊断、早治疗"的目的，从而提高患者及其家人的生活质量。

目前，仅靠临床常规诊疗并不能满足对痴呆危险人群的"三早"需要，美国等发达国家早在20世纪后期就已将记忆体检列入公民年度例行体检项目，我国尚未纳入体检范围。相信在不久的将来，记忆体检也会成为我国推行的诊疗项目。

老年性认知功能障碍是一个综合征，及早就医、正确诊断的好处之一是：如果患者是由于继发病因导致的认知功能障碍，早期病因去除后，症状可以逐步好转，甚至痊愈，而到了中晚期，病情很难逆转。例如甲减引起的认知障碍，患者在补充甲状腺片后，就可以完全治愈。又如脑肿瘤引起的认知障碍，在手术摘除肿瘤后，认知障碍也大多能恢复。

好处之二是有些老年性认知功能障碍虽不能完全治愈，但经过及时服药治疗，能保存脑功能，使疾病不再恶化和发展，患者仍保存部分智力，能自行料理简单的生活，从而减少家庭和社会的负担。例如血管性痴呆，脑卒中（中风）后部分智力缺失，但在控制了高血压，降低了血黏度，不再发生新的脑血管意外后，常使病情稳定，不再发展。

好处之三是有助于医学进步。医生能观察病情进展，了解痴呆的发展规律，从而寻求更有效的治疗手段，为最后攻克这一顽固的堡垒积累经验。例如阿尔茨海默病，一个世纪以来仍未能找到好的治疗方法，目前全世界的有关部门都在攻关，试验各种新药，争取在新世纪中有重大突破。

 问题2：轻度认知功能障碍的危险因素有哪些？哪些危险因素是可以干预的？

（1）轻度认知功能障碍的危险因素

明确轻度认知功能障碍的危险因素并进行有效控制是防止其发生发展的重要环节，具体主要包括以下几个方面：

① 人口学因素

老龄性，教育水平低下等。

② 基因学因素

ApoE4 基因代谢。

③ 生活习惯、血管危险因素及中毒

这几项是可干预的危险因素，应进行早期干预。

在上述危险因素中，我们无法改变的因素主要有携带致病和风险基因、年龄、教育程度低下和家族史等。除了年龄以外，比如痴呆致病基因包括淀粉样蛋白前体蛋白（APP）、早老素-1 基因（PS1）、早老素-2 基因（PS2），携带这些基因的人群发展为老年性痴呆的概率可以达到 90% 以上，通常 65 岁之前就会起病。在痴呆的风险基因中，载脂蛋白 E 基因参与痴呆的发病。研究显示，携带 1 个载脂蛋白 E 基因等位基因的人群，患痴呆的风险为正常人的 3.2 倍；而携带 2 个载脂蛋白 E 等位基因的人群患痴呆的风险为正常人的 8 ~ 12 倍，从轻度认知功能障碍向痴呆的转化速度更快。

（2）可干预的轻度认知功能障碍危险因素

可干预的危险因素包括代谢、血管危险因素和毒素等，都是可以干预的风险因子。

① 社会学因素

经济情况、生活环境的优劣。

② 代谢及内分泌

高同型半胱氨酸血症、维生素（B、D、E）缺乏、叶酸不足、睾丸激素减少、雌激素水平下降等；各种心脑血管疾病等。

③ 不良生活习惯

吸烟、偏食、高血压、糖尿病、高血脂、肥胖、心脏病、脑卒中等。

④ 脏器的功能不全

肾或肺功能不全、甲状腺功能低下、视力下降、听力下降、睡眠障碍、慢性疼痛等。

⑤ 系统性疾病

慢性肝病、体力及脑力活动少、独居、精神紧张、疲劳、不良心境等。

⑥ 慢性中毒及外伤

酗酒、药物及毒品滥用、长期暴露铝及脑外伤等。

因此严格控制血管危险因素如高血压、糖尿病、高血脂、肥胖、心脏病、脑卒中等，改善贫血、维生素缺乏、甲状腺功能异常、肾肺功能不全等疾病状态，能对大脑进行有效的保护，减少认知障碍的发生。

问题3：什么是轻度认知功能障碍？它有哪些类型？

轻度认知功能障碍（Mild Cognitive Impairment，MCI）是痴呆的临床前期，也是介于正常老人和老年痴呆之间的一种过渡状态，多数报道患病率介于20%～30%，每年有5%～10%的增长率。随着人口老龄化程度的不断提高，相当数量的老年人随着年龄的增长会出现记忆力的下降，但不影响日常生活能力，且未达到痴呆的诊断标准，故称之为轻度认知功能障碍。临床上对中期、晚期痴呆的治疗效果不佳，但早期发现轻度认知功能障碍后，如果及时治疗，治疗效果好，且使认知功能能够得到长期维持，因此，早期认识和识别轻度认知功能障碍，有助于发现最佳干预时机，为痴呆的防治提供最佳的时间治疗窗。认知功能障碍防治的最重要手段就是早期预防、早期发现和早期治疗。

Petersen等根据临床上轻度认知功能障碍的核心症状表现，将其分成3种亚型：

（1）遗忘型

以记忆损害为主，其他认知功能仍维持较好，比如计算、语言、理解能力和判断能力均正常。这种形式的轻度认知功能障碍的主要结局是发展成阿尔茨海默病。

（2）单一非记忆性认知功能领域损害型

如单纯语言障碍、视空间功能障碍、单纯注意力或动作及执行功能障碍等。语言型障碍可以进展成原发性进行性失语，其他可以进展为额颞叶变性后痴呆、路易体痴呆、血管性痴呆等。

（3）多个认知功能领域的损害型

发病时即表现为记忆、语言、执行功能和注意力等多方面的认知功能障碍，最终可能进展为阿尔茨海默病，或其他类型痴呆，或其他非痴呆疾病。

因此，轻度认知功能障碍患者并非都单纯表现为早期记忆力的下降，也可能表现为语言功能或行为能力障碍以及性格改变等，发病形式可能非常隐蔽，不容易被家人发现，轻度认知功能障碍患者的鉴别和早期发现都有一定的难度。

问题4：老年人大多会出现记忆功能下降，怎样区分良性健忘和轻度认知功能障碍呢？

老年人随着年龄的增加，大多会出现记忆力较年轻时显著下降的表现，比如做事情丢三落四，记忆力大不如从前，这被称为"良性健忘"。"良性健忘"的特点是会感觉记忆力较前有所下降，但遗忘是部分性的，发生的频率不高，经过提醒往往能够重新想起；对时间、地点、人物关系和周围环境的认知能力都毫无减低；能够学习和使用新的工具；社交和情感反应都在正常的范围内。

患轻度认知功能障碍的老人遗忘的程度更加严重，遗忘的频率和次数都显著增加，有时会遗忘整个事情，经过提醒也不能想起。比如，年纪大的人可能曾经和朋友一起聚餐，一下忘了聚餐的时间或一起吃饭人的名字，但认知功能障碍患者可能会将聚餐这件事也忘记。可能还会出现语言不流畅、说话中断、反复重复一件事；走在不熟悉的路上可能会迷路；无法学习新的事物或工具，比如电器的遥控设备、电脑和智能手机等；可能出现情感障碍，如抑郁、淡漠，对周围的事物和亲人不关心，对自己的问题不能自知；简单的生活能力虽然保留，但独立处理复杂事务（如去超市购物、理财等）的能力下降。

值得注意的是，大多数患轻度认知功能障碍的老年人表现为记忆力下降，但并不是所有的轻度认知功能障碍患者都首先表现为记忆力下降。有的患者可以首先表现为语言功能下降，例如命名障碍，对周围熟悉的物体比如电冰箱、手机、茶杯等叫不出名字。有些表现为找词困难、语言流畅性下降、语言空洞等，例如，说话不清楚、不流利；原本有很好的语言表达能力，现在只能用简单的词语去描述一件事情，经常找不到合适的词语去描述事物。还有的患者早期可以表现为执行功能障碍，不能做出计划，不能进行创新性工作，不能对多件事进行统筹安排。例如，患者去一个陌生的环境找一个熟人，却不知道如何去找，不能进行原来熟悉的绘画、写作等工作，家务也无法像以前一样处理得井井有条。

还需要注意的是，早期轻度认知功能障碍患者必须和自身对比，例如有些患者未出现症状时，记忆力非常好，但近期记忆力较前有明显的减退，和同年龄的老年人相比较可能不能发现异常，而自身前后进行对比会发现有很大的区别，这也可能就是轻度认知功能障碍的前兆。

🌳 问题5：独居老人不太愿意与人交往，长此以往，会不会患上认知功能障碍？

独居老人是指无子女或者因子女长大成人后另立门户而独自居住的老人。孤独和寂寞是独居老人普遍的心理状态，在老人退休之后更为明显。未退休之前，即使子女不在身边，老人也每天有固定的工作可忙，有同事与之交往，一旦退休，老人首先会觉得不习惯，每天处于无事可忙、无人可谈的状态，久而久之，就会产生孤独感与寂寞感。而有研究发现，独居是老年人发生认知功能障碍性疾病的危险因素之一。

那么，为什么独居会导致认知功能的损害呢？其原因主要有：子女探望较少；可以从事的活动较少；产生消极的心理，如抑郁等。

由此可见，要预防认知功能障碍性疾病，就必须改善老年人的这种生活状态。例如，子女要多去探望独居的父母，若时间不允许，可以尝试着教老人使用智能电子通信设备进行视频通话。有研究发现，每天进行半小时的视频通话，能够改善老年人的认知功能。老年人自己应该多参加户外活动，如晨练、社区活动、讲座等；积极参与社会交往，多交一些玩伴、朋友，有了交际，人与人之间就能相互理解、相互沟通，并且能够活跃思维、刺激认知，排遣情绪，孤独感和寂寞感这类负面的心理情绪也就随之烟消云散了。研究发现，人际关系融洽、交友众多的老年人比内向寡言、缺少朋友的老年人更不容易患认知功能障碍性疾病，因此，积极的社会交往不仅能够帮助独居老年人减轻孤独感，还能保护其认知功能。

 问题6：是否所有的轻度认知功能障碍患者都会转化为痴呆患者？

 案例

10年前，李老伯发现自己的记忆力明显下降，经常东西放在哪里转身就忘了，和老同事约定的事经常忘记时间，子女交代自己买的东西经常会忘记，有时出门会搞不清楚方向，做事情也没有以前利索了。

李老伯及时去就诊，医生确诊他是早期的认知功能障碍，通过积极的药物治疗和认知功能训练，李老伯在之后的10年内记忆力没有出现明显的下降，生活质量高，家庭各项生活均能自理，还能与老朋友一起外出游玩等。

流行病学调查研究发现，轻度认知功能障碍的预后具有不稳定性和异质性。其中1/3的轻度认知功能障碍患者可能逆转为正常的认知功能，1/3的患者可能转变为痴呆的患者，1/3的患者可能维持轻度认知功能障碍的状态。

但不同亚型的轻度认知功能障碍患者转归情况也不完全相同，随访6年的研究结果表明，轻度认知功能障碍患者向痴呆转化是最常见的结果，多功能领域损害的轻度认知功能障碍患者向痴呆的转化率为11.4%。轻度认知功能障碍患者较正常老年人发生痴呆的比例高10倍，并且2/3的痴呆患者是由轻度认知功能障碍患者转变而来的。因此，轻度认知功能障碍患者是痴呆的高危人群。

由于轻度认知功能障碍患者早期预防和治疗能够达到非常好的治疗效果，甚至能够逆转轻度认知功能障碍使之转变为正常认知的老年人，因此早期发现和预防轻度认知功能障碍在治疗认知功能障碍性疾病方面有非常重要的作用。

如果案例中的李老伯早期未及时发现疾病和治疗，有可能病情很快急剧加重，认知障碍进一步进展，最终生活质量很差，生活不能自理，从而给自己和家庭造成极大的负担。

问题7：有哪些病因可能导致早期认知功能障碍呢？

案例

王阿姨的家属最近发现王阿姨明显精神萎靡，不爱说话，喜欢睡觉，经常说全身发冷，大热天也盖着厚被子，记忆力明显下降，不能集中注意力做事情，反应也迟钝了。家属及时带王阿姨到医院就诊。经过详细的血液和影像学检查，发现王阿姨存在甲状腺功能减退，通过补充甲状腺激素，王阿姨的各种症状均明显好转，认知功能也恢复了正常。

张老伯最近记忆力下降、嗜睡、走路不稳、情绪低落，不爱说话，夜里睡眠也不好。家属带张老伯及时到医院就诊，通过详细的量表评估，发现张老伯确实存在早期认知功能下降。影像学检查发现张老伯有脑小血管的病变，这种病变不但会影响智力，还可能影响情绪、步态等。通过制订和实施合理的治疗方案，张老伯的情绪明显改善，认知功能也明显恢复到了发病前，家人都感到特别高兴。

除了大脑本身的病变外，大脑神经细胞的功能和状态还与全身各个脏器的功能异常相关，引起认知功能障碍疾病的原因有很多：

（1）神经退行性疾病

其中阿尔茨海默病和路易体痴呆、额颞叶痴呆等仍是痴呆的主要病因。

（2）脑血管疾病

目前脑血管疾病导致认知功能障碍的比例也在逐年上升，这其中包括多发梗死性痴呆、脑小血管病、脑出血疾病、脑淀粉样血管病等。

（3）炎症和感染

炎症包括多发性硬化、影响中枢神经系统的血管炎或风湿病（红斑狼疮、抗心磷脂抗体综合征、白塞病）等。

感染性疾病包括结核、霉菌感染、梅毒、HIV 相关痴呆等。

（4）神经精神疾患

包括原发性或转移性肿瘤、神经系统副肿瘤综合征、脑外伤、脑积水等。严重的抑郁症、精神病等亦可导致认知功能损害。

（5）代谢和系统疾病

如肝肾功能衰竭、严重心脏病、严重贫血、代谢性疾病（甲状腺或肾上腺功能改变）、药物、中毒（酒精、毒品、有机溶剂、重金属）和维生素缺乏等。

神经退行性疾病及绝大多数由血管性疾病引起的认知障碍患者的早期治疗效果均较中晚期效果好。控制心脑血管疾病的危险因素后，能阻止相当一部分认知功能障碍疾病的进展。由正常颅压脑积水、甲状腺功能低下、维生素缺乏等因素导致的认知障碍经积极有效治疗后，可以完全恢复。由炎症、感染、肿瘤、外伤、中毒、代谢异常等因素引起者，经有效治疗后，病情能够稳定或得到部分改善。因此，发现早期认知功能障碍，积极寻找病因和及时治疗，能够治愈或稳定疾病状态。

 问题8：最近我发现自己的记忆力明显下降，什么情况下我应该去找医生就诊？我需要提供哪些疾病情况信息呢？

（1）患者本人或家属有如下情况时必须去医院就诊

如果发现自己有以下情况，建议及时去医院就诊：忘事的程度明显增加，并且经过提醒也不能够想起。仔细观察是否还有别的表现，比如语言困难，常常会忘掉简单的词语，或者用一些不合适的词语，或者不能叫出平时熟悉物体的名称。是否在熟悉的环境下不能找到回去的路？理解和表达一件事情是否比以前更加困难？

如果家人出现以下情况，也建议带他（她）及时去医院就诊：准备饭菜可能是你家属很熟悉的事，现在他（她）是否仍然能够胜任？任何人在做很熟悉的工作时都可能偶尔忽视一些细节而出些差错，但如果差错多到不再能胜任以往很熟悉的工作，则其认知功能可能已经出现了损害。如果你母亲做菜只是偶尔忘了放盐，那是正常现象。但是如果她根本就不记得需要准备饭菜，或者是已经准备了饭也不记得了，那她可能已经出现认知功能障碍了。

尽管早期记忆力的损害受到更多的注意，但轻度认知功能障碍患者可能会在早期出现性格改变，最早的性格改变可以表现为多疑、恐惧，毫无理由地情绪起伏（一会儿高兴，一会儿生气）。有些人可能表现为情绪忧郁或做事失去主动性，还有的则表现为情绪淡漠，这往往是轻度认知功能障碍早期的性格改变。

（2）就诊时需要提供的信息

由于认知障碍可能由各种代谢、毒素、血管因素等病因导致，因此病史采集需要提供以下信息：

① 认知障碍的起病时间、起病形式、具体表现（须全面了

解各认知域损害的情况）、进展方式、诊治经过及转归。

② 认知障碍是否对日常能力和社会功能产生影响。

③ 是否伴有精神和行为症状，具体表现以及与认知障碍发生的先后顺序。

④ 认知障碍可能的诱发因素或事件。

⑤ 伴随的肢体功能异常或其他系统疾病的症状、体征。

医生必须详细采集患者的既往病史，尤其注意询问是否有可能导致认知障碍的疾病或诱发因素，如脑血管病、帕金森病、脑外伤、脑炎、癫痫、长期腹泻或营养不良（如维生素缺乏）、甲状腺功能障碍、肝肾功能不全、输血或冶游史、酗酒、一氧化碳中毒、药物滥用、血管风险（如糖尿病和高血压）、抑郁、睡眠呼吸障碍等，为认知障碍病因的诊断提供依据。

 问题 9：有没有简单的方法来判断我的家属是否存在轻度认知功能障碍呢?

由于轻度认知功能障碍患者早期生活能力保留，疾病起病隐袭，不容易被发现，当发现有记忆力减退的表现时，老年人本人或家属都认为是年龄增大的原因，属于正常现象，于是往往错过最佳的治疗时机。可以通过一些简单的自测量表对老年人的认知功能进行初步的筛查。由于患者本人可能存在认知损害及自知力缺乏，因此可以由熟悉患者病情并与其共同生活的亲属或朋友完成量表。如使用老年认知功能减退知情者问卷（IQCODE）进行筛查，筛查结果对轻度认知功能障碍的筛选具有较高的参考价值，区分正常老年人和轻度认知功能障碍患者的准确率为 79.9%。

老年认知功能减退知情者问卷（IQCODE）

患者姓名_____ 受访者_____ 与患者关系_____
共同生活_____月（自中风前开始），每周接触_____次（至少四次）
住院号_____ 电话_____ 评估时间_____

我们想请您评价一下您家人的记忆力和生活能力下降的情况。希望您能回忆起您家人10年前的情形，把现在的情形和10年前（或中风前）相比较，看看有没有减退。

	与10年前相比					
	好多了	好一点	没变化	差一点	差多了	没法比/不知道/拒答
分　值	1	2	3	4	5	9
1. 记得家人和熟人的职业、住址						
2. 记得最近发生的事情						
3. 回忆几天前谈话的内容						
4. 记得自己的住址和电话号码						
5. 记得今天是星期几、是几月份						
6. 记得东西经常放在什么地方						
7. 东西未放回原位，但仍能找得到						
8. 使用日常用具的能力						
9. 学习使用新的日常用具						
10. 学习新东西的能力						
11. 看懂电视或书本中讲的故事						
12. 对日常生活事务自己会做决定						
13. 会用钱买东西						
14. 处理财务的能力（如到银行领退休金）						

老年认知功能减退知情者问卷（IQCODE） 续表

	比中风前					
	好多了	好一点	没变化	差一点	差多了	没法比/不知道/拒答
分 值	1	2	3	4	5	9
15. 处理日常生活中的数字问题（如知道要买多少食物，知道距离朋友或家人上一次来访有多久了）						
16. 了解最近周围发生的事并能适当处理						
评分（医生填写）						

总分：_____ 总平均分：_____

认知功能正常和轻度认知功能障碍相应的划界分：IQCODE 得分（总平均分）<3.19 可排除轻度认知功能障碍的可能；IQCODE 得分 >3.31 则提示轻度痴呆的可能；得分 3.19—3.31 的是 MCI，且 3.25 则提示日常生活能力受损。

 问题 10：轻度认知功能障碍患者会出现精神症状吗？什么是精神症状？

 案例

刘阿姨以前是个非常热心的人，对子女很关心，街坊邻居遇到困难时她也很愿意帮助。自从她退休以后，子女渐渐发现每次回去后，母亲不再像以前一样张罗这、张罗那，说话少了，做事情也没有积极性了，不愿意和别人交流，有时所答非所问，记忆力大不如从前，这其实也是认知障碍伴随情感淡漠的一种表现。

自从老伴去世后，张阿姨一个人居住。由于老伴去世，她一直没有从悲伤中走出来。过了几年以后，子女发现张阿姨仍然是经常说着话就哭了，并且总是和子女诉说自己没有用、活着没有意思。她做事情做不好，记忆力明显下降，晚上睡眠也很差。一般人在遇到悲伤的事情时会出现抑郁的情绪，但过一段时间后情绪就应该能够恢复，而张阿姨丧偶几年后仍有明显的抑郁状态，同时伴有认知障碍，两者互相影响，甚至彼此加重，更需要积极治疗。

虽然早期认知功能障碍患者出现精神症状的情况较少，但仍有部分患者会出现精神症状，早期患者更容易出现淡漠、焦虑、抑郁、情绪改变等，而幻觉、妄想、躁狂等症状相对较少，因此症状可能比较隐秘，不容易早期发现。

轻度认知功能障碍患者最容易出现的精神症状包括情感淡漠，如对周围的事物漠不关心，失去做事的兴趣，甚至对朋友和家人也不感兴趣，缺乏开始新活动的动机，对自己平时喜欢的事情缺乏热情，不太愿意进行交谈等。

有些患者的症状恰好相反：患者无缘无故地看起来过于高兴或快乐；患者与平时不同，看起来感觉非常好或者非常快乐，或者常讲一些对别人来说几乎算不上幽默的笑话或评论，自己却觉得非常可笑等。

有些会表现为易激惹、情绪不稳定。患者脾气很坏，容易因小事而发脾气或者情绪很快从一种状态变成另一种状态，一会儿情绪很好，一会儿又发怒。也有些患者本来性格比较好，最近却出现性格改变，脾气暴躁，容易发火。

有些患者可能表现为抑郁状态，情绪低落，有时候流泪或哭泣，说的话或行为显得忧愁或意志消沉，可能会贬低自己，或说自己像是一个失败者、是家庭的负担等意志消沉的话语。严重的情况下，患者表示希望死去或谈到过自杀。

有些患者表现出焦虑情绪，患者无明显原因地感觉紧张、担心或害怕，有时看起来非常紧张或坐卧不安，害怕与家人或朋友分开，有时候除紧张以外无明显其他原因而出现气短、大呼气或叹气，或者不能放松或过度紧张等。

有些患者表现为异常行为活动，比如反反复复地做某件事，如开壁橱或抽屉，或者反复扯拉东西，或者绕绳子和线，没有明确目的地在房子里不停地踱步，反复穿上或脱下衣服等。

而有些精神症状多在中晚期患者身上出现，早期轻度认知功能障碍患者出现得比较少，比如妄想、幻觉、激越、脱抑制等。

妄想一般是指患者坚持认为一些事情存在或不存在，比如认为有人要伤害自己或拿自己的东西，说家庭成员不是自己家里的人，或者说居住的房子不是自己的家。

幻觉是指患者有错误的视觉或听觉等幻觉，患者似乎看见、听见或感觉到并不存在的东西。

激越表现为患者有时候拒绝合作或者不让他人帮助自己，比较难以相处，有时候甚至生气地大喊大叫或谩骂他人、摔门、踢家具或扔东西等。

脱抑制表现为患者有时会不加思考地冲动行事，做一些使亲戚朋友或其他人感到难堪的事情，表现出对自己的冲动失去了控制。

精神症状的表现非常复杂和多样，也不被大多数患者或家属了解，每个早期患者的表现可能都有所不同，家属必须了解这些症状，以便及早发现患者的异常情况，使患者能够得到及时的治疗。

问题11：哪些简单特殊体征可以帮助早期识别或预测轻度认知功能障碍？

有些体格检查可以协助早期识别轻度认知功能障碍及预测轻度认知功能障碍进展，如步态、嗅觉、听力检查等。有些针对步态与认知功能进行的研究，希望将步态障碍作为早期识别轻度认知功能障碍并预测其进展的一种简便、无创的生物标志物。轻度认知功能障碍患者步态障碍多表现为起步困难、步态缓慢、步幅小、易跌倒等。因此，有学者提出了运动风险综合征，即存在步态缓慢（比同年龄下降）的患者可能提示认知功能下降的风险是正常人的 2 倍。更有前瞻性研究发现，基线步态缓慢的人群认知功能下降明显，提示步态速度可能作为早期识别认知功能下降的一种简便、无创的生物标志物。

除步态以外，嗅觉、听力也可能与认知功能相关，嗅觉检查包括对气味的察觉、区分不同的气味、对气味的识别和对气味的记忆测试。嗅觉识别障碍在轻度认知功能障碍中很常见，在轻度认知功能障碍患者中，嗅觉障碍（气味察觉、区别、识别测试）可能预示轻度认知功能障碍向阿尔茨海默病转化，敏感度92.3%，特异度75%。也有证据表明，听力下降与认知功能下降有一定的相关性。基线听力受损人群出现认知功能障碍的风险比为 1.24，且认知功能下降程度与基线听力受损的严重程度呈线性相关。

因此，早期认知功能下降的轻度认知功能障碍患者，如果存在步态、嗅觉、听力的障碍，则今后疾病进展的可能性更大。

 问题 12：当我的记忆力或者其他能力下降时，需要做哪些量表来判断是否存在轻度认知功能障碍？

以下量表检测有助于判断是否存在轻度认知功能障碍：

（1）神经心理评估

轻度认知功能障碍早期临床表现非常隐蔽，当患者出现临床表现如记忆力明显下降或者执行功能下降等表现时，早期常规的临床心理评估量表往往不能发现问题，只有采用更复杂和精细的神经心理评估量表进行全面的分析和评估，才能不漏诊。如果认知功能障碍达到痴呆的程度，通过基本的量表就可以评估出，但轻度认知功能障碍患者每个认知领域损害的程度都不同，常规的量表很难对其进行全面的评估，往往需要采用多认知领域的量表进行综合评估，评估消耗的时间更多，复杂程度也加大。

（2）日常生活能力评估

认知功能障碍患者的核心症状之一是日常生活能力的降低。日常生活能力包括两个方面：基本日常生活能力和工具性日常生活能力。前者指独立生活所需的日常生活能力，如穿衣、吃饭、如厕等；后者包括复杂的日常或社会活动能力，如出访、工作、家务能力等。轻度认知功能障碍患者可表现出复杂的日常生活能力的损害；中度痴呆患者基本日常生活能力亦减退，不能完全自理；重度痴呆患者日常生活能力完全丧失。日常生活能力减退是诊断痴呆的必需条件，也是评价早期认知功能障碍的必要条件。

常用的日常生活能力量表（ADL）评分为4级：自己可以做；有些困难；需要帮助；无法完成。评定的结果，总分≤26分为完全正常，总分＞26分提示有不同程度的功能下降，单项分1分为正常，2～4分为功能下降，凡2项或以上≥3分或总分≥22分提示有明显功能障碍。

早期复杂的日常生活能力的下降能够预测轻度认知功能障碍的转归，预示着轻度认知功能障碍患者向痴呆的转化，同时也是抗痴呆药物的疗效评估指标之一。

日常生活能力量表（ADL）

　　现在我想问些有关您平常每天需要做的事情，我想知道您可以自己做这些事情吗？还是需要别人帮助？或者您根本没办法做这些事？① 自己可以做；② 有些困难；③ 需要帮助；④ 根本没法做。

圈上最适合的情况

1. 自己搭公共车辆	①	②	③	④
2. 到家附近的地方去（步行范围）	①	②	③	④
3. 自己做饭（包括生火）	①	②	③	④
4. 自己做家务	①	②	③	④
5. 自己吃药	①	②	③	④
6. 自己吃饭	①	②	③	④
7. 自己穿衣服、脱衣服	①	②	③	④
8. 自己梳头、刷牙等	①	②	③	④
9. 自己洗自己的衣服	①	②	③	④
10. 自己在平坦的室内走	①	②	③	④
11. 自己上下楼梯	①	②	③	④
12. 自己上下床、坐下或站起	①	②	③	④
13. 自己提水煮饭、洗澡	①	②	③	④
14. 自己洗澡（水已放好）	①	②	③	④
15. 自己剪脚趾甲	①	②	③	④
16. 自己逛街、购物	①	②	③	④
17. 自己定时去厕所	①	②	③	④
18. 自己打电话	①	②	③	④
19. 自己处理自己钱财	①	②	③	④
20. 自己独自在家	①	②	③	④

得分：
评定医师签名：

 问题 13：怎样评价患者的总体认知功能？

　　目前记忆门诊使用较广泛的是简易精神状态检查表和蒙特利尔认知评估量表。

　　简易精神状态评价量表（Mini-Mental State of Examination，MMSE）是最常用的认知功能筛查量表，由 30 个问题组成，评价受试者的定向力、注意力、记忆力、视空间等领域，简单易行，用时短，但由于其偏重定向力领域的检测，在鉴别轻度认知功能障碍与正常人时并不敏感，荟萃分析发现其区别正常老人和轻度认知功能障碍的敏感度和特异度为 63.4% 和 65.4%。

简易精神状态评价量表（MMSE）

评分标准：每 1 项正确为 1 分，错误为 0 分。总分范围为 0～30 分，正常与不正常的分界值与教育程度有关；文盲（未受教育）组≤17 分，小学（受教育年限≤6 年）组≤20 分，中学或以上（受教育年限 >6 年）组≤24 分。分界值以下为有认知功能缺陷，分界值以上为正常。

评价项目		
1. 定向力：现在我要问您一些问题，多数都很简单，请您认真回答。		
	正确	错误
1）现在是哪一年？	1□	0□
2）现在是什么季节？	1□	0□
3）现在是几月份？	1□	0□
4）今天是几号？	1□	0□
5）今天是星期几？	1□	0□
6）这是什么城市（城市名）？	1□	0□
7）这是什么区（地区名）？（如能回答出就诊医院在本地的哪个方位也可。如为外地患者，则可问患者家在当地的哪个方位）	1□	0□
8）这是什么街道？（如为外地患者，则可问患者家在当地的哪个街道）	1□	0□
9）这是第几层楼？	1□	0□
10）这是什么地方？	1□	0□
2. 即刻记忆：现在我告诉您三种东西的名称，我说完后请您重复一遍（回答出的词语正确即可，顺序不要求）。		
	正确	错误
1）回答出"皮球"	1□	0□
2）回答出"国旗"	1□	0□
3）回答出"树木"	1□	0□
3. 注意力和计算力：现在请您算一算，从 100 中减去 7，然后从所得的数算下去，请您将每减一个 7 后的答案告诉我，直到我说"停"为止 [依次减 5 次，减对几次给几分，如果前面减错，不影响后面评分，例如：100 − 7 = 92（错，本次不得分），92 − 7 = 85（对，本次得 1 分），85 − 7 = 78（对，本次得 1 分），78 − 7 = 71（对，本次得 1 分），71 − 7 = 65（错，本次不得分），故本项总得分为 3 分]		

简易精神状态评价量表（MMSE）　　　　　　续表

评价项目		
	正确	错误
1）100 − 7 = 93	1□	0□
2）93 − 7 = 86	1□	0□
3）86 − 7 = 79	1□	0□
4）79 − 7 = 72	1□	0□
5）72 − 7 = 65	1□	0□

4. 回忆：刚才我让您记住的是哪三种东西（回答出的词语正确即可，顺序不要求）？

	正确	错误
1）回答出"皮球"	1□	0□
2）回答出"国旗"	1□	0□
3）回答出"树木"	1□	0□

5. 命名：请问这是什么？	正确	错误
1）回答出"手表"（回答出"表"就算对）	1□	0□
2）回答出"铅笔"（回答出"笔"就算对）	1□	0□

6. 重复：请您跟我说。	正确	错误
说出"大家齐心协力拉紧绳"	1□	0□

7. 阅读：请您念一念这句话，并按这句话的意思去做（如果患者为文盲，则该项评为 0 分）。

	正确	错误
请闭上您的眼睛	1□	0□

8. 3 步指令：我给您一张纸，请您按我说的去做。	正确	错误
1）患者右手拿起纸	1□	0□
2）患者将纸对折	1□	0□
3）患者将纸放在左腿上	1□	0□

9. 表达：请您写一个完整的句子（句子要有主语、谓语，能表达一定的意思）（如果患者为文盲，则该项评为 0 分）。

	正确	错误
	1□	0□

简易精神状态评价量表（MMSE）   续表

评价项目
10. 绘图：请您照着这个样子把它画下来。 正确 错误 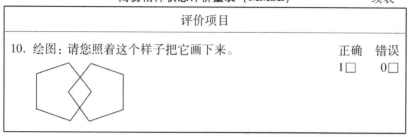 1☐ 0☐

蒙特利尔认知评估（Montreal Cognitive Assessment，MoCA）涵盖的认知领域比简易精神状态检查表广，包括注意与集中、执行功能、记忆、语言、视空间能力、抽象思维、计算和定向力，筛查轻度认知功能障碍的敏感性和特异性更高。最近有研究认为，蒙特利尔认知评估在区别正常老年人与轻度认知功能障碍时较简易精神状态检查表更准确，蒙特利尔认知评估由于较简易精神状态检查表增加了执行功能、抽象思维等检查，其对识别早期血管因素导致的认知障碍和帕金森病患者的认知损害也优于简易精神状态检查表。贾建平教授领导的团队进行了社区老年人常模的研究，并制定了划界分：文盲组≤13、小学组≤19、初中及以上组≤24。

蒙特利尔认知评估（北京版）

出生日期：
教育水平： 姓名：
性 别： 检查日期：

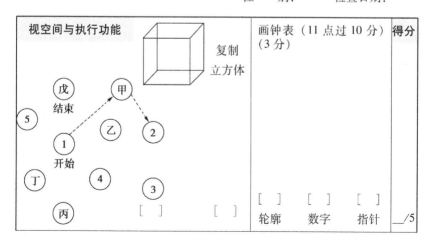

蒙特利尔认知评估（北京版）　　　　　　　续表

命名			得分

[　]　　　　　　　　[　]　　　　　　[　]　　__/3

记忆	读出下列问语，而后由患者重复。上述过程重复2次，5分钟后回忆		面孔	天鹅绒	教堂	菊花	红色	不计分
		第一次						
		第二次						

注意	读出下列数字，请患者重复（每秒1个）	顺背　[　]　2 1 8 5 4	__/2
		倒背　[　]　7 4 2	

读出下列数字（　）每当数字1出现时，患者必须用手敲打一下桌面，错误数大于或等于2个都不给分（　）　　__/1
[　]5 2 1 3 9 4 1 1 8 0 6 2 1 5 1 9 4 5 1 1 1 4 1 9 0 5 1 1 2

100 连续减? 　[　] 93 　[　] 86 　[　] 79 　[　] 72 　[　] 65　__/3
(4~5 个正确给 3 分，2~5 个正确给 2 分，1 个正确给 1 分，全都错误为 0 分)

语言	重复：我只知道今天张亮是来帮过忙的人 [　]	__2
	狗在房间的时候，狗总是躲在沙发下面　　[　]	

流畅性：在 1 分钟内尽可能多地说出动物的名字　　　　__/1
[　] ____（N≥n 名称）

抽象	词语相似性：如香蕉 – 橘子 = 水果	__/2
	火车 – 自行车 [　]　　[　] 手表 – 尺子	

延迟回忆	回忆时不能提示	面孔 []	天鹅绒 []	教堂 []	菊花 []	红色 []	仅根据非提示回忆计分	__/5
选 项	分类提示							
	多选提示							

定向	[　] 日期　　[　] 月份　　[　] 年代　　[　] 星期几	__/6
	[　] 地点　　[　] 城市	

总分　　__/30

问题14：怎样精确评估记忆功能呢？

　　早期轻度认知功能障碍患者的整体认知功能仍保存良好，简易精神状态检查表和蒙特利尔认知评估量表中关于记忆和回忆的检测部分仍较少，如果患者只存在单纯的记忆力下降，简易精神状态检查表和蒙特利尔认知评估检测往往会出现漏诊。记忆障碍是遗忘型轻度认知功能障碍的核心症状，大部分早期轻度认知功能障碍患者都表现为记忆力的下降，因此早期轻度认知功能障碍患者的记忆力检测方案非常重要。

　　记忆类型可分为短时记忆和长时记忆，短时记忆又包括即刻记忆和工作记忆。即刻记忆是指立即回忆刚刚学过的信息或词语，例如，要求受检测者在复述"国旗""皮球""树木"三个词后，立刻回忆出这三个词。短时记忆还包括工作记忆，作用是在信息加工过程中暂时保存信息，它与额叶结构有关。例如，我们记住刚刚听到的电话号码、计算时完成的心算和计划接下来的事，这些过程通常都是在秒级的时间内完成的，因此也属于短时记忆。

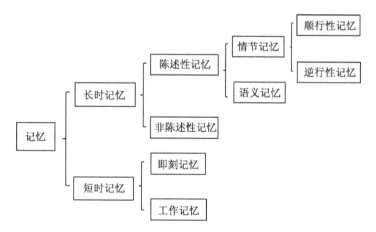

　　长时记忆又分为陈述性记忆或非陈述性记忆。陈述性记忆包括情节记忆和语义记忆。情节记忆是与个人经历有关的事件，可以像放电影一样把细节在大脑里重复一遍，其中包括顺行性记忆

和逆行性记忆，前者指对近期新发事件的记忆，后者指对既往事情的记忆；语义记忆指对词语意义和一般知识的记忆。非陈述性记忆指不需要有意识记忆而得的技术、操作程序等。例如学习骑脚踏车、打字、使用乐器或者游泳，这些技术一旦内化，记忆是可以非常持久的。

阿尔茨海默病和多数其他痴呆类型早期多累及长时记忆中的顺行性记忆，尤以情节记忆障碍为重。而语义记忆障碍在语义性痴呆患者中最突出。多数临床记忆评估主要集中在短时记忆、情节记忆和语义记忆这3种记忆类型。

短时记忆可以采用数字短时记忆的检查或采用数字广度测验（韦氏记忆量表）或其他即刻记忆测验。数字测验分顺背和倒背两式。顺背测验可以测试患者的注意力和短时记忆，倒背测验可以查短时记忆的工作记忆能力。很多量表中都包括即刻记忆测验，如简易精神状态检查表中记三种东西。短时记忆受注意力的影响非常大，数字广度等短时记忆测验同作为注意力测验使用。

数字广度测验（韦氏记忆量表）

数字广度顺背	指导语："下面我读一些数字，每个只读一遍，您仔细听，我说完后您照样重复一遍。"按照1个数字/秒的速度读出这5个数字：2、1、8、5、4（正确回答：2—1—8—5—4）。 评分：复述正确记相应分值。按顺序依次进行。每个分数对应两个数字串，患者只要正确复述其中一个数字串即在"对"前的方框内画"×"并进入下一分数测试，如果两个都复述错误则在"错"前的方框内画"×"并终止。得分为最后一个复述正确的数字串对应的分数。最高分为12分。如患者对应3分的两个数字串不能正确复述，则记0分。 举例：患者对应3分、4分和5分的数字分别有一个数字串复述正确，但6分的两个数字串均不能正确复述，则得分为5分。

数字广度测验（韦氏记忆量表）　　　　　　续表

顺背	3分	5—8—2 6—9—4	□ 对　□ 错
	4分	6—4—3—9 7—2—8—6	□ 对　□ 错
	5分	4—2—7—3—1 7—5—8—3—6	□ 对　□ 错
	6分	6—1—9—4—7—3 3—9—2—4—8—7	□ 对　□ 错
	7分	5—9—1—7—4—2—8 4—1—7—9—3—8—6	□ 对　□ 错
	8分	5—8—1—9—2—6—4—7 3—8—2—9—5—1—7—4	□ 对　□ 错
	9分	2—7—5—8—6—2—5—8—4 7—1—3—9—4—2—5—6—8	□ 对　□ 错
	10分	5—2—7—4—9—1—3—7—4—6 4—7—2—5—9—1—6—2—5—3	□ 对　□ 错
	11分	4—1—6—3—8—2—4—6—3—5—9 3—6—1—4—9—7—5—1—4—2—7	□ 对　□ 错
	12分	7—4—9—6—1—3—5—9—6—8—2—5 6—9—4—7—1—9—7—4—2—5—9—2	□ 对　□ 错
数字广度倒背		指导语:"下面我再说一些数字,每个只读一遍,您仔细听,我说完后请您倒着重复一遍。"按照每秒1个数字的速度读出这3个数字:7、4、2（正确回答:2—4—7）。 评分:倒背正确记相应分值。按顺序依次进行。每个分数对应两个数字串,患者只要正确倒背其中一个数字串即在"对"前的方框内画"√"并进入下一个分数测试,如果两个都复述错误则在"错"前的方框内画"×"并终止。得分为最后一个倒背正确的数字串对应的分数。最高分为10分。如患者对应2分的两个数字串都不能正确倒背,则记0分。 举例:患者对应2分、3分和4分的数字分别有一个数字串倒背正确,但5分的两个数字串均不能正确倒背,则得分为4分。	

数字广度测验（韦氏记忆量表）　　　　　续表

倒背	2 分	2—4 5—8	□ 对　□ 错
	3 分	6—2—9 4—1—5	□ 对　□ 错
	4 分	3—2—7—9 4—9—6—8	□ 对　□ 错
	5 分	1—5—2—8—6 6—1—8—4—3	□ 对　□ 错
	6 分	5—3—9—4—1—8 7—2—4—8—5—6	□ 对　□ 错
	7 分	8—1—2—9—3—6—5 4—7—3—9—1—2—8	□ 对　□ 错
	8 分	9—4—3—7—6—2—5—8 7—2—8—1—9—6—5—3	□ 对　□ 错
	9 分	6—3—1—9—4—3—6—5—8 9—4—1—5—3—8—5—7—2	□ 对　□ 错
	10 分	6—4—5—2—6—7—9—3—8—6 5—1—6—2—7—4—3—8—5—9	□ 对　□ 错

情节记忆可分为顺行性记忆（对近期事件的记忆）和逆行性记忆（对远期事件的记忆），对前者的检查主要通过学习和延迟回忆测验进行，如 Rey 听觉词语学习测验、California 词语学习测验，以及一些成套量表中相关记忆方面的内容的测试。

通过词语学习测验识别正常老人和遗忘型轻度认知功能障碍，敏感度和特异度为 73% 和 71%。词语学习记忆包括 Rey 听觉词语学习测验、California 词语学习测验等，汉化版的 Hopkins 词语学习测验（Hopkins Verbal Learning Test，HVLT）在鉴别轻度认知功能障碍与正常人时也具有较好的敏感性及特异性（分别为 69.1%、70.7%）。检查的内容为对 12 ~ 15 个常用词语进行瞬时记忆、短时延迟回忆、长时延迟回忆、长时延迟再认等。研究发现，延迟回忆不仅有助于识别轻度认知功能障碍，而且能够预测轻度认知功能障碍向痴呆的转化。应该注意，对轻度认知功能障碍的诊断，尤其对高智商个体的诊断，纵向比较非常重要，即使检查结果在正常范围，如果较以前有明显下降，也应视为异常。

 问题15：怎样评价执行功能？

执行功能包括一系列认知过程（精神抑制、计划、精神的灵活性、更新、控制能力等），是轻度认知功能障碍患者常受累的认知领域。具体可以表现出患者不能做出计划，不能进行创新性活动，不能对多件事情进行统筹安排等。执行功能损害与否可以作为轻度认知功能障碍转化为痴呆的危险因素。各种类型的认知障碍患者都可能出现执行功能障碍。

执行功能测验分别针对执行功能的不同成分：

（1）抽象概括能力：韦氏成人智力量表相似性分测验、图片完成分测验。

（2）精神灵活性：语音词语流畅性测验、语义词语流畅性测验、口语词语联想测验。

（3）信息处理速度：连线测验A、数字符号测验。

（4）判断力：韦氏成人智力量表测验。

（5）推理和转换能力：威斯康星卡片分类测验、连线测验B、加利福尼亚卡片分类测验。

（6）对干扰的抑制能力：Stroop测验词色不一致部分。

（7）解决问题的能力：汉诺塔测验、伦敦塔测验和迷宫测验等。

比较常用的是连线测试A、连线测试B，见下图。

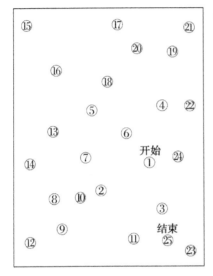

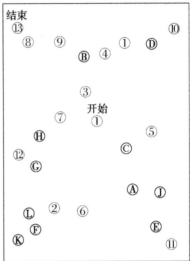

连线测试 A   连线测试 B

一般认为，A 部分反映知觉运动速度，而 B 部分除包含知觉运动速度外，还包含概念和注意转换能力，对额叶功能减退的筛选有一定帮助。研究发现，连线测验 B 部分能够比较敏感地识别脑部小血管病导致的认知功能损害。

还有常用的检测执行功能的方法——Stroop 色词干扰测验，它由 Stroop 于 1935 年开发。该测验由卡片 A、B 和 C 组成，卡片 A 由 4 种表示颜色的字（黄、红、蓝、绿）组成，用黑色印刷，共 50 个，要求被试者尽量快而正确地读出字；卡片 B 由上述 4 种颜色的圆点组成，要求被试者尽量快而正确地说出颜色；卡片 C 将上述 4 种字用上述 4 种颜色印刷，但字与书写它所用的颜色相矛盾（如"红"用绿色印刷），要求被试者尽量快而正确地说出字的印刷颜色，而不是字的意义。分析参数包括完成每张卡片的耗时、正确反应数、错误反应数和干扰量等。一般认为，念字和命名颜色是两个不同的认知过程，人们对字加工快，而对颜色加工慢，因此，当要说颜色时，就会受到字义的干扰，错误数和耗时增加。所以 Stroop 测验可以反映被试者的注意力和抗干扰能力，是常用的简短的执行功能检测方法。研究发现，Stroop 测验尤其是 C 部分（干扰部分）能够较敏感地发现脑血管病变导致的认知功能损害。

目前多认为执行功能障碍是血管性认知障碍的特征，数字符号测试、语言流畅测试、数字广度（倒背）和连线测试等执行功能检查方法识别小血管性认知障碍的敏感度及特异度都达到88%。执行功能障碍是小血管病变的轻度认知功能障碍患者的诊断要点。

问题 16：怎样评估语言能力？

额颞叶变性（包括额颞叶痴呆、进行性非流利性失语、语义性痴呆）早期即出现语言障碍。患者的表达、命名和理解能力减退，语言评估有助于该类轻度认知功能障碍的诊断。常用的测验包括 Boston 命名测验、词语流畅性测验、Wechsler 成人智力测验，国内常采用汉语失语成套测验对患者的语言进行系统评价。

Boston 命名测验要求受试者从容易到难选取 10～30 幅图片，要求其说出具体名称。比如，第一幅图是飞镖，如果能够正确回答，则接着做下一题；如果回答错误，可以通过提示这是用来投掷的东西来让被测者回答。

词语流畅性试验要求受试者就某一语义范畴在有限的时间（通常 1 分钟）内列举尽可能多的单词，受试者可以说苹果、西瓜、香蕉等。常用的范畴有水果、蔬菜、动物、服装、交通工具等，正常人在 1 分钟内说出的单词个数应大于 10 个。

语言流畅性测试

指导语：请您尽量多地说出动物的名称，越多越好，重复的只算 1 个。给您 1 分钟的时间，听懂了吗？开始。

评分：得分为 1 分钟内说出的非重复的动物总数。龙、凤凰、麒麟等传说中的动物也算正确。

语言流畅性测试
说出的动物的名称：
_____ _____ _____ _____ _____
_____ _____ _____ _____ _____
_____ _____ _____ _____ _____
得分：_____

 问题 17：怎样评估视空间结构能力呢？

当我们观察一个物品的时候，我们不仅想知道它是什么，还想知道它在哪里，即它的空间位置，这两方面的知识具有不同的相互独立的脑结构基础。

阿尔茨海默病患者早期即可出现视空间功能障碍，患者不能准确地临摹立体图形，不能正确按照图示组装积木。至中期，患者临摹简单的二维图形错误，生活中不能判断物品的正确位置。很多量表都包括查视空间能力的题目，如 WAIS 的木块图分测验、积木测试和图形排列测试等，其中使用最多和最广泛的是画钟测验。

画钟测验（Clock Drawing Test，CDT）常用于筛查视空间觉和视构造觉的功能障碍；还可以反映患者的语言理解、短时记忆、数字理解、执行能力，对顶叶和额叶损害敏感。常用的施测和评分方法是：要求受试者模仿已画好的钟，评估其视空间觉能力；要求受试者自己画一个钟，评估其执行能力。画钟测验在门诊非常实用，受文化背景、教育程度影响小。但是单独应用它进行痴呆筛查时效度偏低，常与简易精神状态检查表联合使用。但早期认知障碍或极轻度痴呆患者不敏感。

操作指导语:

　　请画出一个钟表表盘, 把数字标在正确位置上, 并把指针标于 8 点 20 分的位置。

　　4 分评分法:
- ✓　画出闭合的表盘　　　　　　　　　　　　　　　1 分
- ✓　全部 12 个数字均正确且无遗漏　　　　　　　　　1 分
- ✓　将数字安放在正确位置　　　　　　　　　　　　1 分
- ✓　将指针安放在正确位置　　　　　　　　　　　　1 分

4 分	3 分	2 分	1 分	0 分
正常	轻度痴呆	中度痴呆	重度痴呆	重度痴呆

 问题 18: 医生如何发现一些精神症状呢?

　　医生可以通过一些专业的精神神经量表发现一些精神症状表现。例如, 运用下列量表的测量结果作为参考来判断:

神经精神科问卷 (NPI)

姓名: ＿＿＿＿＿＿＿　　　日期: ＿＿＿＿＿＿＿
研究编号: ＿＿＿＿＿＿　　来源: 配偶/患者/其他

项　目	N/A	否	频度	严重程度	F·S	苦恼程度
妄想	X	0	1 2 3 4	1 2 3	—	1 2 3 4 5
幻觉	X	0	1 2 3 4	1 2 3	—	1 2 3 4 5
激越/攻击	X	0	1 2 3 4	1 2 3	—	1 2 3 4 5
抑郁/心境恶劣	X	0	1 2 3 4	1 2 3	—	1 2 3 4 5
焦虑	X	0	1 2 3 4	1 2 3	—	1 2 3 4 5
情感高涨/欣快	X	0	1 2 3 4	1 2 3	—	1 2 3 4 5
情感淡漠/漠不关心	X	0	1 2 3 4	1 2 3	—	1 2 3 4 5
脱抑制	X	0	1 2 3 4	1 2 3	—	1 2 3 4 5
易激惹/情绪不稳	X	0	1 2 3 4	1 2 3	—	1 2 3 4 5
异常的运动行为	X	0	1 2 3 4	1 2 3	—	1 2 3 4 5
睡眠/夜间行为	X	0	1 2 3 4	1 2 3	—	1 2 3 4 5
食欲和进食障碍	X	0	1 2 3 4	1 2 3	—	1 2 3 4 5

问题19：人的大脑里有哪些结构改变能够预示轻度认知
功能障碍的发生？应该进行哪些影像检查？

（1）头颅CT在发现可导致轻度认知功能障碍的干预性病因（如梗死、肿瘤、血肿、脑积水）等方面应用最广泛，但对细微结构（如内嗅皮质和海马）难以准确显示，所以，对轻度认知功能障碍的诊断和鉴别诊断作用有限。但由于其快速、方便、经济，所以仍是轻度认知功能障碍患者检查时最常用的神经影像诊断方法，对临床怀疑颅内病变导致的轻度认知功能障碍可首选此方法进行检查。

（2）头颅磁共振对脑组织的细微病变更敏感，能够提高轻度认知功能障碍病因诊断的特异性，在轻度认知功能障碍的临床和研究中应用越来越普遍。轻度认知功能障碍结构影像可以显示大脑的不同病变（梗死、白质病变、脑肿瘤、脑积水、脑萎缩等），有助于轻度认知功能障碍的病因诊断和监测病情的进展。

遗忘型轻度认知功能障碍最常见的脑局部变化是海马和内嗅皮质的萎缩。海马体积是区分遗忘型轻度认知功能障碍与正常对照的最敏感指标，敏感度高达80%。内嗅皮质萎缩程度与海马相近，结合两者，能够使轻度认知功能障碍诊断的敏感性进一步提高。应用自动磁共振测量分析方法，内嗅皮质厚度、海马体积的厚度识别轻度认知功能障碍的敏感度和特异度分别为74%～90%和91%～94%。海马和内嗅皮质萎缩还是预示遗忘型轻度认知功能障碍向阿尔茨海默病转化的可靠指标。

轻度认知功能障碍患者大脑的其他变化包括皮质灰质减少、脑室增大、磁共振白质高信号增多，但缺乏特异性，临床意义不如海马和内嗅皮质的测量。

（3）血氧水平依赖功能磁共振成像（BOLD–fMRI）的基本原理是血氧合水平依赖，当脑区进行功能活动时，局部血流量增加，使该部位的脱氧血红蛋白减少，它的减少导致局部的磁共振信号增加，通过数据处理，可以得到脑区激活图。将神经心理测验和 fMRI 相结合，可以帮助了解患者不同认知域变化时脑功能的改变，不仅为轻度认知功能障碍患者的认知功能障碍提供客观依据，还为探讨认知功能障碍的机制提供了一种直观的方法，该方法目前主要用于研究工作。这种模式尚无统一的标准。

（4）PET 和 SPECT。核素成像是把示踪核素标记的化合物注入人体，利用核素显像技术检查组织或器官，不仅能够观察组织或器官结构的变化，还能够了解组织器官的血液灌注和代谢情况，以及探讨其功能的变化。遗忘型轻度认知功能障碍患者的核医学影像主要表现为海马、顶叶和后扣带回的灌注及代谢降低。有研究显示，遗忘型轻度认知功能障碍患者的海马葡萄糖代谢降低，双侧颞顶叶葡萄糖代谢率和血流灌注较正常老年人低，而且颞顶叶低葡萄糖代谢是预示遗忘型轻度认知功能障碍转化成阿尔茨海默病的可靠指标。

脑内 Aβ 过度沉积及引发的级联反应是阿尔茨海默病发病的重要机制。临床上，相当部分遗忘性轻度认知功能障碍患者是早期阿尔茨海默病。所以，及早发现脑内 Aβ 沉积有助于识别遗忘型轻度认知功能障碍患者，用 Aβ 通过 PET 成像，显示脑内 Aβ 沉淀的水平和部位，有望成为阿尔茨海默病早期诊断的一种有效手段。

问题 20：体液或血液检查能早期发现轻度认知功能障碍吗？

认知功能障碍可由代谢、感染、中毒等因素导致，相关检查可帮助诊断。对伴有意识错乱、发展迅速或者症状不典型的患者，血液检测可能为病因诊断提供重要的参考价值。对轻度认知功能障碍患者进行血液检测目的是：揭示轻度认知功能障碍的病因；发现潜在的危险因素；发现潜在的伴随疾病或并发症。

欧洲"阿尔茨海默病和其他痴呆疾病指南"建议对所有首次就诊的痴呆患者进行以下血液学检测，以揭示痴呆的病因或伴随疾病：血沉、全血细胞计数、电解质、血钙、血糖、肝肾功能和甲状腺素水平；有些患者还需要进行更多的检测，如维生素 B_{12}、梅毒血清学检测、艾滋病相关检测。对轻度认知功能障碍患者可以借鉴，也可以根据临床提示进行选择性检查。如果是贫血、甲状腺功能异常导致的认知功能异常，通过治疗可以明显改善患者的认知功能。

目前的研究表明，脑脊液和基因的检测对轻度认知功能障碍能够起到一定的预测作用。

（1）脑脊液检查

脑脊液中的 Tau 蛋白能够反映脑内神经元和轴索变性，$A\beta_{42}$ 降低则反映了类淀粉蛋白的沉积，两者都与阿尔茨海默病的特征性病理变化有关。研究发现，轻度认知功能障碍患者的这两项指标介于阿尔茨海默病和正常对照之间，88％的轻度认知功能障碍患者脑脊液中的 Tau 蛋白增加，$A\beta_{42}$ 降低，基线期和随访期这一变化持续存在。脑脊液中 Tau 蛋白增加和 $A\beta_{42}$ 降低还是预示遗忘型轻度认知功能障碍病情进展或向阿尔茨海默病转化的指标，两个指标联合预示转化的敏感度和特异度很高，即轻度认知功能障碍患者脑脊液中的 $A\beta_{42}$ 降低及 Tau 蛋白升高同时出现表明出现阿尔茨海默病的可能性较高。

遗忘型轻度认知功能障碍患者的脑脊液（CSF）常规检验中不仅 Tau 蛋白总量增高，脑脊液异常磷酸化的 Tau 蛋白也明显增高，研究发现脑脊液异常磷酸化 Tau 蛋白是诊断轻度认知功能障碍的有效指标，对预示轻度认知功能障碍进展的敏感度和特异度较高。但目前各个指标水平在不同的研究中差别非常大，需要制定一个标准化的分析技术。

（2）基因检测

遗传因素在多种痴呆相关疾病中扮演着重要角色，因此，在具有阳性家族史或散发早发性痴呆患者中检测相关致病基因具有重要意义。比如早老素 1（PS_1）基因、早老素 2（PS_2）基因、淀粉样前体蛋白（APP）基因，携带这些基因的患者发生轻度认知功能障碍的风险较未携带者明显增高。

载脂蛋白 E_4（$ApoE_4$）作为易感基因与晚发型阿尔茨海默病和散发型阿尔茨海默病相关联，同时 $ApoE_4$ 基因型也是轻度认知功能障碍向阿尔茨海默病转化的危险因素。ApoE 基因的检测不能作为痴呆诊断的依据，但可以作为预测阿尔茨海默病发病的危险因素。随着全基因组关联分析的研究开展，有可能发现更多的潜在的预测基因。

问题21：在做了上述相关量表、血液和体液的相关检查后，最终怎样诊断轻度认知功能障碍呢？

主要通过以下 4 点来诊断轻度认知功能障碍：

（1）患者或知情者报告，或有经验的临床医师发现的认知损害。

（2）存在一个或多个认知功能域损害的客观证据（来自认知测验）。

（3）复杂的工具性日常生活能力可以有轻微损害，但保持独立的日常生活能力。

（4）尚未达到痴呆的诊断。

2011 年美国国立老化研究所（NIA）和阿尔茨海默病协会（ADA）组织制定的阿尔茨海默病所致的轻度认知功能障碍的诊断标准，在上述轻度认知功能障碍诊断标准的基础上增加了生物标记物的内容，包括 Aβ 沉积的生物标志物和神经元损伤的生物标志物。但该内容只用于临床或基础研究，并不是临床诊断所必需的。

以上标准只是诊断轻度认知功能障碍的一般标准，在实际操作中如何对认知功能障碍但是没有达到痴呆进行界定，目前没有统一的标准。

问题22：如果患者或家属自己感觉有记忆能力的下降，但临床检测却未发现异常，能代表没有异常吗？

 案例

> 张老伯曾经是一名工程师，年轻时记忆力非常好，画图纸和计算能力都很强。随着年龄的增加，张老伯自觉和以前相比记忆力明显下降，想画一个简单的图纸也无法完成。张老伯去医院做了详细的记忆功能障碍评估，结果没有异常。但医生建议张老伯每3个月或者半年左右就去评估一下自己的认知功能。半年后张老伯记忆力仍有下降，量表评估他的记忆力确实存在异常，由于早期就进行治疗，效果较好。

如果患者或家属自己感觉有记忆能力的下降，但临床检测却未发现异常，仍需要高度重视。

目前提出了主观认知障碍（Subjective Cognitive Impairment，SCI）的概念，主观认知障碍就是自己觉得记忆或认知功能下降或减退，而客观检查并没有明显的认知功能障碍的状态，而轻度认知功能障碍是指有主观记忆及认知功能减退的主诉，同时客观上也检查出有记忆或认知功能下降。有学者曾定义主观认知障碍是轻度认知功能障碍的更早期阶段，是非常轻度认知功能减退等类似的概念。主观认知障碍在老年人和老年社区比较常见，最近的研究证实，主观认知障碍并不是与年龄相关的必然现象，其预示认知功能的减退，是痴呆的危险因素。

最近的一项研究提示：高学历的人群组里，主观认知障碍人群发生阿尔茨海默病的风险是非主观认知障碍人群的3倍；低学历人群组，主观认知障碍人群发生阿尔茨海默病的风险是非主观认知障碍人群的1.5倍。由此可见，主观记忆障碍是诊断轻度认知功能障碍的主要依据之一，发展为痴呆的风险也明显增高，因此对患者或家属主观感觉记忆力下降，但未能检测出异常的老年人，仍需要进行严密的监测和随访。

问题23：我不知道我是否携带痴呆的易患基因，我怎样才能降低痴呆的患病风险？

认知功能正常的老年人或者已经存在轻度认知功能障碍的患者，都希望知道怎样才能预防或降低痴呆发生的可能性。在痴呆的危险因素中，有些是我们无法改变或决定的，而代谢、生活习惯、血管危险因素及中毒则是可干预的危险因素，如果对这些因素进行早期干预，可以积极预防轻度认知功能障碍的发生。

（1）对血管性危险因素的干预

所谓血管性危险因素，包括高血压、血脂升高、肥胖、糖尿病等疾病，干预血压、血脂的危险因素能够降低痴呆的发病风险。多项研究均发现，高血压是脑卒中的持续和独立的危险因素，高血压患者发生轻度认知功能障碍的风险是非高血压患者的1.8倍，控制血压能使脑血管病患者的认知障碍和痴呆的相对危险度下降20%。这些疾病同样是脑血管疾病的危险因素，干预这些因素可以降低脑血管疾病的发生可能，从而预防血管性痴呆的发生。

（2）对病因进行针对性治疗

对于有些代谢和营养性的轻度认知功能障碍，有针对性地对病因进行治疗能够完全阻断痴呆的发生。例如，针对叶酸和维生素 B_{12} 缺乏导致的轻度认知功能障碍，让患者补充叶酸和维生素 B_{12}，让甲状腺功能低下的轻度认知功能障碍患者补充替代激素，酒精中毒性轻度认知功能障碍患者戒酒和补充维生素 B_1，脑卒中导致的轻度认知功能障碍患者积极预防再次脑梗死和进行认知训练，均有可能使轻度认知功能障碍患者恢复正常认知功能或防止向痴呆转化。

（3）提倡健康的饮食和生活方式

饮食方面提倡地中海饮食，避免高胆固醇、高碳水化合物的摄入，多食用具有抗氧化作用的水果、蔬菜及维生素，如银杏、姜黄、草莓、马铃薯、甘蓝、维生素 E 和维生素 C。

建议健康的生活方式。避免慢性中毒及外伤、长期暴露铝及脑外伤、酗酒、药物及毒品滥用。

（4）保持情绪的健康

避免情绪抑郁，保证睡眠质量，控制体重。避免体力及脑力活动减少、独居、精神紧张、疲劳、不良心境等。保持活跃的脑力活动和有规律的身体锻炼，加强社会活动与交流。

总之，认知功能障碍的预防必须通过预防疾病、控制危险因素、健康的生活方式、保持情绪的健康等综合手段来实现。

 问题24：我已经出现早期的记忆和认知功能下降，应该如何积极治疗呢？

 案例

当我还是一个医学生的时候，就接触了第一个老年痴呆患者，对我而言，他是一个身份特殊的患者——我的干爷爷。我印象中的干爷爷一直是一个精明能干的人，家庭幸福美满，一儿一女，四代同堂。他性格开朗，风趣健谈。

一天听到村上的人议论："那个老赵，最近这几个月怎么跟变了个人似的，和他打招呼爱理不理的，平时最爱打麻将了，现在好几次叫他打麻将都不愿打，天天在家发呆。"当时我心里一愣："老赵"不就是我干爷爷吗？后来听他家里人说，因为去年小孙子没考上大学，干爷爷心情不是很好，所以不愿意出门，当时一家人也没太在意。但是出于医学生的敏感，我总觉得干爷爷的情况不是这么简单：干爷爷这么开朗的人怎么会因为这点事就情绪如此低落呢？但我也没有想太多。我偶尔会到干爷爷家去探望。

　　大概一年后的一天，在和他的交谈中，我发现他的记忆力明显变差，刚问过我有没有吃饭，没过多久同样的问题会再问一遍，而且他的话越来越少。旁边的干奶奶说："你干爷爷现在年纪大了，脑子也不灵光了，有的时候去冰箱拿个东西，还会随手把电视机遥控器放里面，下楼总忘了关煤气，去菜场买菜走到楼下却不知道自己要干什么了！"听完这些，我立马把干爷爷的情况和老年认知功能障碍联系起来。我建议带干爷爷去医院做检查，但是他家里的人都不愿接受，觉得他这么精明的一个人怎么可能会患老年认知功能障碍，家里人都觉得干爷爷就是年龄大了，记忆力减退了而已。

　　时间一天天过去，我也从一个医学生变成了一个正式的临床医生，而我的干爷爷，已经从最初的记忆力下降、丢三落四，变得不认识回家的路，甚至连周围邻居都不认识了。干爷爷的家人由于对老年认知功能障碍的认识不足，认为这不是病，而是年龄大了以后的正常表现，一直不愿就诊。后来干爷爷逐渐出现了精神症状，时而大喊大叫，甚至有一些粗鲁的行为，乱吐口水，骂人。最严重的一次是把干奶奶推倒在地，使得她股骨颈骨折了。干爷爷的家人这才意识到了问题的严重性，于是下定决心带干爷爷来医院检查，通过量表测评、抽血化验和头颅核磁共振检查，确诊干爷爷是患了老年认知功能障碍。后来干爷爷服用了改善认知功能和抗精神病的药物。从最初发病到现在已有十余年，干爷爷每天坚持用药，定期复诊，家人一直陪伴在他身边。他会做一些简单的家务，有时还约上平时的好友吃饭饮茶，定期组织家庭聚会。家人给他放他平时爱听的戏曲，精心地护理他。现在他虽然已经不太认识自己的家人，但是情绪稳定，会自己吃饭、穿衣，每天在老伴陪伴下散步游玩。

　　像我干爷爷这样的患者还有很多，但是由于老年认知功能障碍的知晓率低，大多数人对老年认知功能障碍的没有正确的认识，从而使患者错过了最佳就诊时间，到疾病晚期，往往需要耗费更多的人力、财力，而使家庭承受巨大的负担。

1. 改善认知的治疗主要包括药物治疗与非药物治疗两大类。

（1）非药物治疗

改善认知的非药物治疗主要包括认知训练、体育锻炼、日常生活能力训练、音乐疗法、地中海饮食等。

其中认知训练运用得最为广泛。多项研究表明，进行规范认知功能训练的轻度认知功能障碍患者其认知功能有显著改善。认知训练，主要指使用一系列标准化工作任务，针对特定方面的认知对患者进行指导性训练，如记忆、语言、注意力或者执行能力等。认知康复是指制订针对日常活动能力的一系列个体化干预方案，改善患者与日常活动相关的实际困难。

（2）药物治疗

迄今为止，改善认知的药物主要是针对阿尔茨海默病或血管性痴呆的，尚无食品药品监督管理局批准的治疗轻度认知功能障碍的药物。

① 胆碱酯酶抑制剂能够抑制脑内胆碱酯酶对乙酰胆碱的水解，是食品药品监督管理局批准用于治疗阿尔茨海默病的标准药物。多项临床随机对照试验证明，胆碱酯酶抑制剂能有效改善轻度认知功能障碍患者的认知功能、日常生活自理能力，并延缓轻度认知功能障碍向阿尔茨海默病的转变，尤其对于伴有抑郁的轻度认知功能障碍患者疗效较佳。

② 麦角生物碱类药物有阻滞 α 受体、增加环磷酸腺苷的作用，能扩张脑血管，改善脑组织对能量和氧的利用，还可直接兴奋多巴胺和 5 - 羟色胺受体，增强神经信息传导、改善智能，临床常用的有二氢麦角碱、麦角溴烟酯。

③ 吡咯烷酮类药物可促进大脑对磷脂和氨基酸的利用，增加脑内蛋白质合成，还可激活腺苷酸激酶而增加 ATP 的形成和

转运，改善脑组织代谢，提高学习与记忆能力，临床常用的药物有茴拉西坦和奥拉西坦。

④ 能量补充（如肌酸）及辅酶 Q_{10} 联合治疗具有神经保护作用。

⑤ 钙离子拮抗剂可选择性地作用于脑血管平滑肌，增加脑血流量，并具有神经保护及促进智力恢复的作用。虽有研究证实尼莫地平对轻度认知功能障碍患者的认知能力具有改善作用，但此类研究较少，故其疗效尚不能完全肯定。

一直以来，非甾体抗炎药（NSAIDs）对痴呆的疗效存在很多争议，一项基于人群的队列研究表明，并没有足够的证据支持 NSAIDs 对痴呆具有潜在的治疗作用。此外，近期还有新的观点指出，磷酸二酯酶抑制剂能通过减少 cAMP 和 cGMP 降解而增强该信号通路，从而提高神经可塑性，具有神经保护作用。但其安全性及有效性是临床应用的障碍。

2. 控制精神行为症状

（1）非药物治疗

对轻度认知功能障碍出现的精神症状，在进行非药物治疗前，需要对轻度认知功能障碍患者的行为和情感变化进行分析，确定原因或触发点，有的放矢地治疗。个体化的音乐治疗、运动疗法、回忆疗法、现实定向、环境疗法和香料按摩对情感和行为变化，焦虑、不安、昼夜节律的紊乱，情感淡漠以及攻击行为等有积极的改善作用。

例如，当患者出现焦虑、不安等情绪问题时，通过播放家庭音乐相册，回忆过去家里发生的事情，通过改善居住环境和家庭氛围，使患者感觉舒适、安全，对精神症状的改善都有益处。

（2）药物治疗

药物已经被广泛应用于精神行为的治疗，且疗效肯定。在使用药物治疗时应遵循以下原则：

① 低剂量起始。

② 缓慢增量。

③ 增量间隔时间稍长。

④ 尽量使用最小有效剂量。

⑤ 注意药物间的相互作用。

⑥ 治疗个体化。

对伴有抑郁的轻度认知功能障碍患者，应给予抗抑郁药物。目前应用的主要有三环类、选择性 5－羟色胺再摄取抑制剂和单胺氧化酶抑制剂。其中，选择性 5－羟色胺再摄取抑制剂在老年人中应用较多，包括氟西汀、帕罗西汀、西酞普兰、舍曲林等；苯二氮䓬类药物对改善焦虑疗效确切（如地西泮、劳拉西泮等），但是因该类药物长期服用可出现耐药性和依赖，临床应用此类药物应选择短效制剂，且最长疗程不超过 4 周或间歇应用，也可以同时应用选择性 5－羟色胺再摄取抑制剂类药物以及 5－羟色胺再摄取抑制剂和去甲肾上腺素再摄取抑制剂如文拉法辛等；对于恐怖或惊恐障碍者，可试用选择性 5－羟色胺再摄取抑制剂；对轻度认知功能障碍患者的幻觉、妄想、激越、攻击等精神病性症状，目前常用较小剂量的非典型抗精神病药物，包括利培酮、奥氮平、喹硫平等。

（3）中药治疗

活血化瘀类中药能改善轻度认知功能障碍患者的情节记忆。银杏叶提取剂的主要成分是黄酮类和萜类，能清除自由基、抑制细胞膜脂质过氧化反应，还能扩张血管、增加血流和抗血栓形成。临床研究表明，银杏叶提取物对轻度认知功能障碍有一定的疗效。

（4）物理治疗

针灸方面，有研究曾将 64 名轻度认知功能障碍患者在进行药物治疗的同时给予耳穴压豆，结果显示耳穴压豆具有疏通经络、调和气血的功效，能辅助治疗轻度认知功能障碍，且简便易行，无明显不良反应。

推拿方面，有研究通过推拿百会、风池（双）、翳风（双）、四白（双）、印堂等穴位，发现可以调和气血、醒脑开窍，改善脑血液供应及局部血液循环，从而改善认知功能或延缓轻度认知功能障碍病程。

上述研究均样本量小，且作用机制未明，其具体疗效有待于通过大样本临床试验进行验证。

此外，还有一项研究对轻度认知功能障碍患者进行重复经颅磁刺激，发现治疗后 P300 潜伏期明显缩短、波幅明显增高，蒙特利尔评估量表总分和延迟记忆得分均有明显增高。

问题 25：预防轻度认知功能障碍有哪些非药物措施？

在没有特效药物的前提下，《中国痴呆与认知障碍诊治指南（2015 年版）》提出认知功能障碍的防治原则包括：识别及控制危险因素；早发现、早诊断、早治疗的"三早"措施；在不能根治的情况下，尽量延缓病情进展，预防并发症，提高患者的生活质量。这也是认知功能障碍的三级预防。

识别影响认知功能衰退的危险因素是有效开展一级预防的关键，本章已经对认知功能障碍的影响因素进行过详细阐述（详见第 20 问），可以针对某些可控的影响因素制订认知功能障碍的预防措施。

认知功能障碍常见的预防措施主要包括适度的运动锻炼、合理用脑、坚持有益的兴趣爱好、丰富的社会交往、合理的饮食习惯、健康的生活方式等。

（1）运动锻炼

运动可以预防大脑的衰退，适当的体育锻炼有益于老年人的健康。对于老年人来说，机体功能正随着年龄的增长而逐渐衰退，因此，老年人并不适合较剧烈的运动，选择适合自己的运动方式并且做到持之以恒，自然能够起到预防认知功能衰退的作用。国内外的一系列研究发现，有氧运动如散步、慢跑、游泳、太极拳、健身操等，以及抗阻运动如举哑铃、举重等，均是预防和延缓认知功能衰退的有效运动方式。当然，选择什么样的运动方式、具体的运动量均需要因人而异，这会在下一章中详细阐述（详见第三章第25问）。

（2）合理用脑

"用进废退"是自然界的普遍规律，也同样适用于人的认知功能规律。人的认知取决于从外界获取信息的累积，有研究显示，经常用脑的人，其基础认知储备高于那些不经常用脑的人，也比较不容易患认知功能障碍性疾病。

因此要防止脑功能的衰退，最好的办法就是要勤用脑。那么有哪些锻炼脑功能的方法呢？

① 阅读

经常性的阅读可以使老年人的知识不断更新，原始认知储备得到不断的积累，并且热爱阅读的老年人往往知识面广泛，乐于接受和尝试新事物，心胸开阔、情绪乐观，从而有利于身心健康。生活中看书、读报、收看新闻等都是良好的阅读习惯。

② 游戏

有些益智类的游戏同样能够锻炼脑功能，如下象棋、下围棋、打麻将、打牌、拼图、串珠、搭积木、成语接龙、你画我猜等。这些游戏不仅能够让老年人锻炼认知功能，而且还能娱乐身心，其中的一些集体性游戏还可以增加老年人的社会交往活动，使他们在游戏的同时结交挚友；并且研究显示，良好的社会交往同样能够保护老年人的认知功能。因此，老年人可以通过健康适度的游戏来预防认知功能的衰退。

③ 学习

俗话说"活到老学到老"，这话是很有道理的。学习也是预防认知功能衰退的一种措施，老年人在不断的学习中增长知识有助于预防脑功能的衰退。有研究发现，早期接触并学习一门语言或乐器是认知功能的保护因素，会使用智能手机进行通话、获取信息同样也是认知功能的保护因素。由此可见，学习一项新的知识或技能能够在一定程度上增加老人的原始认知积累，因此，家属不妨教家里的老人认一些简单的英文单词，或者教老人学会使用智能手机等。在教老人使用智能手机时并不一定需要教会复杂的操作，可以从最简单的通讯功能教起。

（3）坚持有益的兴趣爱好

俗话说："兴趣是最好的老师。"兴趣也可以促使老年人去学习未曾接触过的事物，从而预防认知功能衰退。良好的兴趣爱好如同良师益友。有研究发现，具有良好兴趣爱好的老年人较没有兴趣爱好的老年人患认知功能障碍性疾病的概率低，其原因包括：

① 相对来说，有兴趣爱好的老年人能够对生活保持一个积极的方向，心态自然就会健康。

② 老年人在进行兴趣爱好活动的同时不仅身体能够得到放松，心情也会变得愉悦。

③ 无论是哪一种兴趣爱好（手工、园艺、棋牌等），老年人在进行该项活动时，都能够促进手、脑的运用，从而锻炼认知功能。

④ 拥有相同兴趣爱好的老年人很快就能形成一个小集体，在一定程度上增加了他们的社会交往，从而有利于保护老年人的认知功能。

由此可见，培养老年人适当的兴趣爱好是十分有益的，这不仅能让其愉悦身心、丰富老年人的晚年生活，还可以预防认知功能衰退。

（4）丰富的社会交往

许多研究者发现，独居是老年人患认知功能障碍性疾病的危险因素。老年人可能由于退休、晚年丧偶、子女各自成家等一系列外在因素而独居。独居老年人最常见的情绪就是孤独感，有的甚至焦虑、抑郁，这些都是导致老年人认知功能衰退的因素。若无法改变这种负面情绪，久而久之便会损伤其认知功能。至于如何排遣和消除孤独感，本章第 25 问会有详述。

（5）合理的饮食习惯

俗话说，"病从口入"。所谓"病"，不仅仅指感冒、发烧这些小毛小病，也包含了认知功能障碍性疾病。有研究发现，高血压、高血脂、糖尿病等基础疾病均能够影响患者的认知功能，而这些基础疾病的产生除了遗传性因素以外，还受不良饮食习惯的影响，例如吃得过咸、过甜，喜爱荤腥而不吃果蔬等，日积月累，这些不健康的饮食习惯就会影响人的机体功能，可能会导致上述基础疾病的产生，而这些基础疾病又进一步影响人们的认知功能健康。至于如何进行合理的饮食本章第 24 问会有详述。

（6）健康的生活方式

在影响认知功能的因素中，生活方式是我们可以控制和改变的因素之一，遗传、年龄、性别等因素我们无法改变，那就只能通过改善这些可控的因素来保护认知功能。生活方式主要包括饮食、运动、休息，健康的饮食习惯加上适度的运动和充分的休息能够预防认知功能的衰退。有研究发现，睡眠障碍是导致老年人认知功能衰退的因素之一，大脑得不到充分的休息就会降低其工作效率，长此以往便会影响认知功能。

"吸烟有害健康"这一点大家都知道，但吸烟是否影响认知功能，这一点尚不明确。有研究发现，吸烟者比不吸烟者更易患认知功能障碍性疾病；也有研究发现，吸烟与认知功能障碍的发生不具有直接相关，但吸烟是高血压、脑卒中、糖尿症、心脏疾患等慢性疾病的明确危险因素，而这些疾病均能够影响患者的认知功能，并且有研究者发现吸烟是阿尔茨海默病、血管性痴呆这两种最为常见的痴呆的危险因素，因此戒烟能够预防高血压、糖尿病等基础疾病，从而再进一步规避认知功能的损害。

饮酒与吸烟一样，对老年人认知功能的影响也存在较大的争议，但做任何事都应该张弛有度，越过了"度"，便会产生不良的影响。适度饮酒对身体有益，但过量饮酒甚至酗酒就会对身体造成伤害。有研究者发现，约有半数的过度饮酒者存在一定程度的认知功能损害。同样地，也有研究发现，适量适度饮酒有利于认知功能的保护，尤其是红酒，每 100 克不含酒精成分的红葡萄酒中含有 2.135mmol 的抗氧化成分（白葡萄酒含 0.161mmol/100g），葡萄酒具有抗氧化、抗炎的功效，因此研究者建议每天饮 1～2 杯葡萄酒以保护认知功能。

吸烟、过度饮酒都属于不良的生活方式，因此想要预防认知功能障碍性疾病，就应该保持良好的生活习惯，避免不良的生活方式。

 思考

王爷爷，69 岁，学历中专，老伴儿于一年前去世，子女在外地工作，一人独立生活，生活中的大小事情都是自己做。王爷爷有高血压病史 20 余年，喜爱吃甜食，吸烟史近 30 年，烟量为每天 1 包左右。不爱运动，较喜爱的休闲活动为下象棋。

王爷爷自述近两个月内记忆力有所下降，做很多事情也是变得心有余而力不足。因为其父亲有阿尔茨海默病，王爷爷担心自己会出现同样的问题，于是到当地的记忆门诊进行了系统的检查。检查结果为王爷爷的认知水平有所下降，但是并不是王爷爷所担心的痴呆，医生建议王爷爷今后要重视改变自己的生活习惯。

问题1：王爷爷有哪些生活习惯需要改正？哪些习惯是可以继续保持的？

问题2：在日常生活中，可以培养哪些习惯或者爱好来预防认知功能障碍？

 问题26：哪些食物有助于预防轻度认知功能障碍？

认知功能障碍性疾病的病因涉及诸多方面，本书在第一章中介绍了 Tau 蛋白学说与斑块的形成学说。一系列的研究表明，抗氧化剂（如维生素 A、维生素 B、维生素 C、维生素 E、叶酸、Ω-3 等）能够在一定程度上抑制老年斑块的形成，而这些抗氧化剂存在于众多的食物中。

食物种类	建议用量	抗氧化剂含量（mmol/100g）
蔬菜	1~2 份/餐	0.018~4.694
水果	1~2 份/餐	0.081~2.512
谷类	1~2 份/餐	0.153~1.210
橄榄油	做饭时用	0.227~0.312
香料	做饭时用	0.803~125.549
乳制品	2 份/餐/天	0.011~0.763
葡萄酒	1~2 杯/餐/天	0.161（白葡萄酒），2.135（红葡萄酒）
豆类	≥2 份/周	0.008~1.184
蛋类	2~4 份/周	0.009~0.047
土豆	≤3 份/周	0.080~0.498
海产品（鱼类、贝壳类）	2 份/周	0.025~0.141
白肉（禽类）	2 份/周	0.072~0.338
红肉、加工肉	<2 份/周、≤1 份/周	0.052~0.509
甜食、糕点	偶尔	0.092~10.474

（1）富含维生素 B_1 的食物

包括粮谷类（小麦等）、豆类、酵母（木耳等）、硬壳干果类（杏仁花生、葵花籽等）、动物内脏（肝脏、心、肾等）、绿叶菜类（菠菜、苋菜、雪里蕻、芹菜叶、莴笋叶等），蛋类、奶类中的维生素 B_1 含量也较高。

（2）富含维生素 B_{12} 的食物

包括动物肝脏、肾脏、牛肉、猪肉、鸡肉、鱼类、蛤类、蛋、牛奶、乳酪、乳制品、腐乳等；豆制品经发酵会产生一部分维生素 B_{12}。

（3）富含维生素 E 的食物

包括谷类（玉米、芝麻、小米、燕麦、薏米、糙米等）、油脂类（小麦胚油、豆油、葵花籽油、菜籽油、花生油、棉籽油、米糠油、葡萄籽油等）、新鲜果蔬（菠菜、甘蓝、茄子、蓝莓、梨等）、坚果类（核桃、瓜子、杏仁等）。

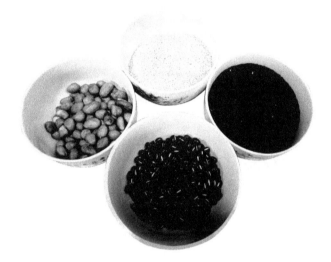

（4）富含叶酸的食物

包括蔬菜（莴苣、菠菜、西红柿、胡萝卜、青菜、龙须菜、花椰菜、油菜、小白菜、扁豆、豆荚、蘑菇等）、新鲜水果（橘子、草莓、樱桃、香蕉、柠檬、桃子、李、杏、杨梅、海棠、酸枣、山楂、石榴、葡萄、猕猴桃、梨、胡桃等）、动物内脏（肝脏、肾脏等）；禽肉及蛋类，如鸡肉、牛肉、羊肉等；还有豆类（黄豆、豆腐等）。

（5）富含 Ω-3 的食物

包括亚麻油、深海鱼肉、深海鱼油、海藻等。

以上这些食物均含有丰富的抗氧化成分，但老年人的饮食还需要进行合理、有规律的调适，其基本原则是定时、定量、定质，在此原则下少食多餐，少食高脂、高盐、高热量食品，多食果蔬、鱼肉。

专家建议运用地中海式饮食来保护认知功能。地中海式饮食（Mediterranean Diet，MD）泛指希腊、西班牙、法国和意大利（南部）等处于地中海沿岸的欧洲各国以蔬菜水果、鱼类、五谷杂粮、豆类和橄榄油为主的饮食风格。研究发现，地中海式饮食可以降低患心脏病的风险，还可以保护大脑免受血管损伤，降低发生中风和记忆力减退的风险。现在也用"地中海式饮食"代指有利于健康的、简单、清淡以及富含营养的饮食。

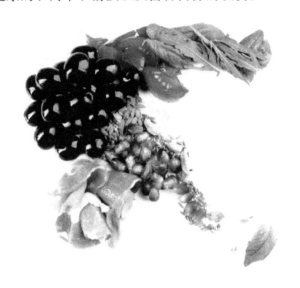

第 三 章

药物治疗和非药物治疗

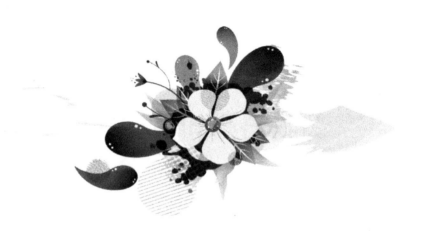

问题1：认知功能障碍可以预防吗？

目前，认知障碍的相关疾病，特别是阿尔茨海默病的确切病因还不是十分清楚，但随着研究的不断深入，许多与之相关的危险因素已经明确。这些危险因素中有些是可以干预的，在生活中去除或减少这些会增加发病风险的危险因素，可以有效延缓认知障碍的发生发展。因此，预防主要针对的是一些与认知障碍相关的可干预危险因素。相关的流行病学调查证实，这些危险因素包括年龄增长、性别、遗传、受教育程度、社会关系网络、社会活动、脑外伤、海马体积、卒中、糖尿病、高胆固醇血症、代谢综合征等。

值得注意的是，许多可治性临床疾病也与认知障碍风险增加有关，具体包括卒中、糖尿病、中年高血压和中年高胆固醇血症等。

因此，与这些疾病相关的肥胖、酒精摄入、吸烟、缺乏锻炼等都是老年认知功能障碍重要的可干预的危险因素。通过改变生活方式来减少这些危险因素就能减少或延缓老年认知功能障碍的发生发展。

 问题2：阿尔茨海默病能治好吗？

目前阿尔茨海默病的治疗主要采用包括药物、物理、精神治疗等在内的综合性治疗方法。尽管阿尔茨海默病的确切病因尚不清楚，也仍未研究出针对阿尔茨海默病的特效药，但该病的治疗还是取得了一定进展。

目前临床上治疗阿尔茨海默病药物的主要作用机理是调节大脑内的神经递质及相关受体，在一定程度上改善阿尔茨海默病患者的大脑功能。阿尔茨海默病的发病机制之一是大脑内的神经递质乙酰胆碱量减少，直接导致了大脑功能的减退。药物多奈哌齐治疗阿尔茨海默病就是从这一发病机制出发，通过抑制胆碱酯酶对乙酰胆碱的分解，使大脑内乙酰胆碱的浓度升高。此外，治疗阿尔茨海默病的另一类药物美金刚是 NMDA 受体拮抗剂，它可以保护大脑少受过多兴奋性神经递质谷氨酸的伤害。

阿尔茨海默病起病隐匿，尽管目前已经研发出一些治疗药物，使病程发展减慢，但仍然不能完全逆转或阻止疾病的进展。现有的治疗药物不能使阿尔茨海默病治愈的原因是：这些药物虽然可使大脑高级功能有所改善，但大脑内阿尔茨海默病的病理改变仍在继续，这些药物并不能阻止或逆转阿尔茨海默病的这些病理改变。虽然现有的治疗药物尚无法逆转阿尔茨海默病的进展，但早期的治疗和干预，尤其对于病情轻微或中等严重程度的患者，应用相关药物可以减缓大脑功能衰退，减轻相关临床症状，对于延缓阿尔茨海默病患者日常生活质量的迅速下降、减轻照料者的负担依然十分重要。

 问题 3：治疗老年认知功能障碍的药物分为哪几大类？

目前治疗老年认知障碍的药物主要分为以下几大类：

（1）影响神经递质的药物：胆碱酯酶抑制剂（增加乙酰胆碱含量）；乙酰胆碱的前体药物（应用前体以增加乙酰胆碱合成）；胆碱能受体激动剂（激活突触后胆碱受体）；NMDA 受体拮抗剂（降低兴奋性氨基酸的毒性）。

（2）抗氧化剂和神经保护剂，如褪黑素、维生素 E、银杏叶制剂、单胺氧化酶抑制剂、神经酰胺、钙通道拮抗剂等。

（3）激素替代疗法（雌激素）。

（4）抗炎治疗药，如非甾体抗炎药等。

（5）神经营养因子，如恩经复等。

（6）促神经细胞代谢药，如奥拉西坦、双氢麦角碱、依达拉奉等。

（7）血管扩张剂和脑循环改善剂，如钙离子拮抗剂氟桂嗪、银杏叶制剂金纳多、尼麦角林等。

（8）抗 β 淀粉样蛋白（他汀类）。

（9）对症治疗药物，如抗焦虑药、抗抑郁药、抗精神症状药。

 问题4：胆碱酯酶抑制剂治疗认知功能障碍的作用机理是什么？

阿尔茨海默病等相关认知功能障碍疾病的发病机制之一是大脑内神经递质乙酰胆碱含量减少，所以，增加大脑内乙酰胆碱含量是目前最肯定的阿尔茨海默病对症治疗措施。通过减少乙酰胆碱降解而提高突触间隙中乙酰胆碱含量，并在阿尔茨海默病病程进展中起到神经保护作用，已被证实有效且得到广泛使用的药物包括多奈哌齐（安理申）、利伐斯的明（艾斯能）、加兰他敏、石杉碱甲（双益平），这些均为选择性胆碱酯酶抑制剂，且作用时间长。

胆碱酯酶抑制剂是治疗轻到中度阿尔茨海默病的一线药物，对改善认知功能、总体功能和日常生活能力疗效确切。最近一项研究也证实胆碱酯酶抑制剂须尽早使用。该团队对 55 例轻度和中度的阿尔茨海默病患者进行了研究，发现在单独服用多奈哌齐的患者中，轻度阿尔茨海默病患者的治疗效果优于中度患者。有研究证实，在阿尔茨海默病治疗中使用胆碱酯酶抑制剂 1～5 年内，可延缓阿尔茨海默病认知障碍衰退的进程，患者的认知功能和总体功能下降程度减慢，优于未治疗的对照组。此药除可改善阿尔茨海默病患者的认知功能、总体功能和日常生活能力外，对阿尔茨海默病的精神症状也有治疗作用。

上述胆碱酯酶抑制剂中，大部分临床研究选用的是盐酸多奈哌齐，荟萃分析结果也证实盐酸多奈哌齐在不良反应方面具有较好耐受性，部分患者会出现腹泻、恶心和眩晕等不良反应。

现有的四种胆碱酯酶抑制剂中，多奈哌齐为选择性脑内乙酰胆碱酯酶抑制剂，对外周胆碱酯酶的作用少；卡巴拉汀为乙酰胆碱酯酶和丁酰胆碱酯酶双向抑制剂；加兰他敏的作用是胆碱酯酶和调节突触前膜烟碱受体，减少乙酰胆碱重摄取，增加突触间隙内乙酰胆碱含量；石杉碱甲为选择性胆碱酯酶抑制剂。四种胆碱酯酶抑制剂存在药物活性的差异，支持胆碱酯酶抑制剂不同药物间互相转换治疗，即：使用胆碱酯酶抑制治疗阿尔茨海默病时，如使用一种药物治疗无效或因患者不能耐受药物的不良反应而停药时，换用其他酶抑制剂治疗，仍可能获得一定的疗效。已有临床研究报道，使用某种胆碱酯酶抑制剂无效或不能耐受不良反应停药的患者，换用卡巴拉汀继续治疗仍有效。

 问题5：多奈哌齐的治疗剂量是多少？

胆碱酯酶抑制剂使用中存在明确的量效关系，即：剂量增高，疗效增强；但并不是剂量越高越好，剂量增加会导致不良反应的发生率增加，所以选择治疗剂量的时候要权衡利弊。国外有学者的研究表明，对于轻中度阿尔茨海默病患者，10mg/d多奈哌齐治疗组显著优于5mg/d多奈哌齐治疗组。2010年，一项基于国际219个临床中心进行的多中心随机、双盲对照研究，比较了多奈派齐23mg/d与10mg/d对中重度阿尔茨海默病的治疗作用和不良反应，结果提示：多奈哌齐23mg/d可改善较重的阿尔茨海默病患者的整体认知状况，尤其对语言和视空间功能的改善更为明显，但23mg/d组出现的恶心、呕吐、眩晕等相关不良事件也略高于10mg/d组。正是基于这项研究的结果，美国食品药品管理局（FDA）批准多奈哌齐23mg/d用于中重度阿尔茨海默病的治疗。

 问题6：有从中药中提取的胆碱酯酶抑制剂吗？

石杉碱甲是我国研制成功的一种从天然植物科石杉属蛇足石杉千层塔中分离出的生物碱，是一种强效、可逆性、高选择性乙酰胆碱酯酶抑制剂，能防止脑组织中乙酰胆碱的分解，提高脑功能活动效率，直接改善记忆力，是较好的健脑药物。石杉碱甲有较高的脂溶性，分子量小，容易透过血脑屏障，较多地分布于大脑的额叶、颞叶、海马等与学习和记忆有密切联系的脑区，对改善记忆和认知功能有显著的作用，能提高患者的指向记忆、联想学习、图像回忆、无意义图形再认及人像回忆等能力，对正常人的学习与记忆也有增强作用，对脑器质性病变引起的记忆障碍亦有改善作用，还能逆转缺氧、电休克、东莨菪碱引起的记忆功能障碍。该药物的起始治疗剂量是 0.05mg，1 日 2 次，常用剂量为 1 日 0.2 ~ 0.4mg，与多奈哌齐合用有一定的协同作用，不良反应少，但有癫痫、机械性肠梗阻、尿路梗阻、心动过缓、低血压、支气管哮喘者慎用或禁用。

问题 7：服用盐酸多奈哌齐会有哪些不良反应？

服用盐酸多奈哌齐后最常见的不良反应有腹泻、恶心、头痛。

其他可能出现的不良反应包括普通感冒、厌食、呕吐、皮疹、瘙痒、幻觉、易激惹、攻击行为、昏厥、眩晕、失眠、胃肠功能紊乱、肌肉痉挛、尿失禁、乏力、疼痛、意外伤害。

癫痫、心动过缓、胃肠道出血、胃及十二指肠溃疡、血肌酸激酶浓度轻微增高、锥体外系症状、窦房传导阻滞、房室传导阻滞、肝功能异常等不良反应均非常少见或罕见。

问题 8：美金刚治疗认知功能障碍疾病的作用机理是什么？

谷氨酸是脑内含量最多的兴奋性神经递质，参与记忆、认知等大脑的智能活动。由谷氨酸介导的 N—甲基—D—天冬氨酸（NMDA）受体激活是记忆形成过程中的关键。在阿尔茨海默病发病过程中，谷氨酸系统尤其是 NMDA 受体过度激活导致兴奋毒性神经元死亡、突触可塑性受损，从而引起认知功能下降。盐酸美金刚可以拮抗 NMDA 受体，抑制谷氨酸的兴奋性毒性，为美国食品药品管理局批准的第一个用于治疗中重度阿尔茨海默病的药物。

3 项大样本量的对照试验发现，美金刚（20mg/d）治疗可改善中度和重度阿尔茨海默病患者的认知能力、日常生活能力、总体能力及精神行为症状。一项针对美金刚单药治疗阿尔茨海默病的系统性综述与荟萃分析发现，美金刚单药治疗可显著改善阿尔茨海默病患者的认知能力、精神行为、日常生活能力及总体功能。针对 9 项临床试验的分析表明，相比安慰剂，美金刚可延缓中重度阿尔茨海默病患者临床疾病的恶化，从而证实美金刚可使中重度阿尔茨海默病患者获益。研究提示在治疗中度和重度阿尔茨海默病中，美金刚能选择性改善一些关键认知障碍，如语言、记忆、定向力、行为、视空间能力。

目前研究表明，美金刚对中度和重度阿尔茨海默病患者表现的妄想、激越等精神行为异常有一定的治疗作用。日本一项针对 2 项随机、双盲对照试验的荟萃分析表明，美金刚比安慰剂更能显著改善中重度阿尔茨海默病患者的精神行为症状。英国的一项队列研究表明，使用美金刚之后，抗精神类药物的使用量显著降低。2014 年，英国发布的一项针对精神行为症状管理的指南指出：美金刚可作为激越与焦虑的一线治疗药物。

不同程度病情的阿尔茨海默病患者对美金刚治疗均有较好的耐受性。使用美金刚的患者中，少数可能出现恶心、眩晕、腹泻和激越等不良反应。由于美金刚与胆碱酯酶抑制剂作用机制的差别，所以两者在治疗中可联合应用。研究证实，美金刚联合胆碱酯酶抑制剂治疗可延缓中重度阿尔茨海默病患者认知能力与总体功能的降低。

 问题 9：改善脑循环的药物能够改善认知功能吗？

脑循环改善剂的作用是改善脑血流和扩张脑血管，增加脑细胞的供血供氧，常用的有阿米三嗪、钙离子拮抗剂、尼麦角林等。例如，复方阿米三嗪—萝巴新可使脑皮质氧分压增高，增加脑组织氧含量，改善脑组织对葡萄糖的提取和利用，恢复有氧代谢，增加细胞的能量供应，从而使脑功能得到改善和加强。

尼麦角林是一种麦角碱衍生物，具有 α 受体阻滞的扩血管作用，并能加强脑细胞的新陈代谢，增加血氧及葡萄糖的利用，改善智能障碍，促进神经传递物质多巴胺的替换，刺激神经传导，以改善精神和情绪上的异常。此外，还能增进蛋白质的生物合成，改善记忆与学习能力的障碍，并有恢复神经元的功能，迅速改善脑功能不足所引起的临床症状。

这些药物也部分应用于临床，但还没有足够的证据显示其对认知功能障碍有明确的疗效；但对于改善脑部缺血引起的相关症状如头晕有效果，部分患者主诉也有记忆力改善的效果。

 问题10：脑代谢增强剂能改善认知功能吗？

脑细胞代谢促进剂是一类能促进学习记忆能力的中枢神经系统药物，选择性地作用于大脑皮质和海马，激活、保护或促进神经细胞功能的恢复，对学习记忆能力起到促进作用，而药物本身并没有直接的血管活性，也没有中枢兴奋作用。多种氨基酸的衍生物用于增强代谢与学习，维生素 B_1 和维生素 B_6 能促进生物能量转化，增强脑对葡萄糖的摄取、利用，对阿尔茨海默病患者起协同治疗作用。

常用的脑代谢药物包括：

（1）γ-氨基丁酸类促智药

包括吡拉西坦、奥拉西坦、茴拉西坦及奈非西坦等。

（2）甲磺酸双氢麦角毒碱类

该类药可扩张血管，增加脑血流量，增加胆碱乙酰化酶的活性，兴奋多巴胺及 5-羟色胺（HT）受体，对 α 受体有阻断效应，从而发挥促进脑细胞代谢等作用。

（3）维生素 B₆ 衍生物

如吡硫醇，可增加通过血脑屏障的葡萄糖量，促进脑内葡萄糖的代谢。

（4）其他

如甲氯芬酯和依达拉奉等。

脑代谢增强剂对认知障碍的治疗效果，现有报道中阴性结果多，仅有几个小样本试验的结果提示其可能对治疗痴呆有效果。如一项茴拉西坦治疗阿尔茨海默病的随机、双盲实验显示，治疗24 周与基线相比，患者认知功能方面有改善；一项较为有力的基于随机、安慰剂对照研究的荟萃分析提示，没有充足的证据证实吡拉西坦对阿尔茨海默病治疗有效；国内一项为期 6 个月多中心、随机对照试验结果显示，奥拉西坦对阿尔茨海默病患者的认知功能和总体临床效果均有一定的改善作用，且总体药物的耐受性较好。但这些研究结果仍需要高质量、大样本量临床试验的进一步验证。

 问题 11：非甾体消炎药治疗认知功能障碍有用吗？

阿尔茨海默病的主要标志之一——老年斑是由 Aβ 和许多其他蛋白组成的，后者是炎性反应的标志，如激活的小胶质细胞、细胞素、急性期反应物和蛋白抑制剂，因此，炎性反应是阿尔茨海默病的重要病理变化之一。理论上长期应用抗炎治疗药物对预防和/或治疗阿尔茨海默病可能是有益的。非类固醇消炎药可能通过抑制与老年斑形成有关的炎症反应，如抑制小胶质细胞增生或干扰老年斑的形成，影响阿尔茨海默病的疾病过程，从而延缓阿尔茨海默病的进展速度，但类固醇类药会造成对海马神经元的毒性，并引起阿尔茨海默病患者的行为改变，故不宜用于阿尔茨海默病的治疗。有研究表明，服用阿司匹林的患者，阿尔茨海默病的发病率低，而且药物作用与剂量有关，但多项研究结果并不一致。另外，有试用吲哚美辛（消炎痛）等治疗阿尔茨海默病者，相对副作用较大。对于血管性痴呆患者，使用拜阿司匹林类的药能够抑制血小板的聚集，防止血栓的形成，从而降低认知障碍的发生风险。

问题12：他汀类降脂药对认知功能障碍疾病也有预防和治疗作用吗？

高胆固醇血症可以增加脑梗死、冠心病等心脑血管疾病的发生率，与血管性痴呆的发生有一定的联系。患者如果存在高胆固醇血症、心脑血管疾病等，服用他汀类降脂药可以降低血管性痴呆的发生风险。一些相关的研究报道提出他汀类药物具有抑制细胞因子和抗氧化等神经保护作用，从而提高认知功能和记忆能力。但尚无大量数据支持和证明他汀类药物与认知功能直接相关。

问题13：有没有中草药能够改善认知功能障碍？

有些研究认为，中药里含有多种有效成分，可以同时发挥多种作用靶点的药理特点，符合阿尔茨海默病等认知功能障碍多因素、多种病理机制的变性病发病特点。银杏制剂中所含的黄酮类成分具有协同抗氧化作用，从而提供细胞膜的膜保护作用、抗炎、清除自由基、增强中枢胆碱能功能、增加脑血流量以及改善脑功能代谢等。研究表明其能增加海马突触体对胆碱摄取的亲和力，同时对缺血缺氧表现出保护作用，并可以捕捉自由基，因而可能具有拟胆碱和抗氧化的作用。有较多的临床试验研究了银杏叶提取物对阿尔茨海默病的治疗作用。大部分研究均报道银杏叶对阿尔茨海默病的防治有效，对中枢神经系统的作用与多种药理作用有关。如：两项基于多中心、随机双盲、安慰剂对照试验结果显示，银杏叶提取物治疗48周可有效改善受试患者认知功能、日常生活能力及痴呆相关症状。国外学者发现，银杏叶提取物对缓解患者淡漠、焦虑、易激惹、抑郁、谵妄等精神症状有益。但是，国外长时间的随访研究并没有发现银杏叶提取物能有效降低正常老人或轻度认知功能障碍患者出现阿尔茨海默病的概率。这一研究结果提示，银杏叶提取物可能对阿尔茨海默病的防治有一定效果，但这一结果还需要进一步验证。

此外，还有中药鼠尾草提取物可改善轻度和中度阿尔茨海默病患者的认知功能并能一定程度缓解患者激越症状的报道。新近有研究提示，一种含有何首乌磷脂前体、维生素 B、维生素 C 和叶酸等成分的保健食品对轻度阿尔茨海默病有效，该研究通过 225 例轻度阿尔茨海默病随机、双盲、安慰剂对照试验，观察 24 周结果显示，其对改善患者的记忆功能尤其是单词延迟回忆和全面功能有效。但上述研究结果的文献报道少，且样本量小，因此，结论尚需通过多中心、大样本的进一步验证。尽管中药治疗阿尔茨海默病已有一些研究，但因现有试验设计缺乏在诊断标准、疗效评价等方面的一致性，因此中药提取物作为阿尔茨海默病的治疗药物尚缺少足够的循证医学证据。

问题14：维生素 E 对认知功能障碍有预防和治疗作用吗？

自由基对膜的脂质过氧化作用以及对蛋白质、DNA 的氧化作用，使得细胞膜、细胞内微环境和能量代谢等方面均发生了破坏性的变化，由此导致细胞衰老死亡，因而减少脑中自由基的生成有助于减慢痴呆的病变过程。

抗氧化剂类的药物主要包括维生素 E、雌激素等。认知障碍患者血浆中的维生素 E 含量低，而维生素 E 是大脑最主要的亲脂抗氧化剂。由于维生素 E 安全、易得到且患者耐受良好，美国精神病学会建议可以考虑将其与胆碱酯酶抑制剂合用。美国有研究表明，采用大剂量维生素 E 可明显改善阿尔茨海默病患者的症状和病程发展，在临床上有一定治疗效果；也有研究认为，维生素

E 可以延缓阿尔茨海默病患者发病的进程。在一项针对中度阿尔茨海默病的对照研究中，服用维生素 E（2000IU/d）2 年可延迟痴呆恶化进程，但是此试验中仅有少数服用维生素 E 的患者与安慰剂进行对比，因此结论尚待探讨。另有维生素 E 与多奈哌齐合用治疗轻度阿尔茨海默病有一定效果的报道，但该试验中未设单独服用维生素 E 或多奈哌齐的对照。基于现有研究的结果，尚无充足的循证医学证据证实维生素 E 治疗阿尔茨海默病有效。

 问题 15：为何有些认知功能障碍患者使用抗精神病药物?

治疗精神行为症状的目的是：减轻症状，增加患者、家属或照料者的舒适和安全。至于是否使用抗精神病药，应根据患者痛苦的水平和症状以及对照料者的危害程度决定。如果患者痛苦水平很低且危害程度很小，常常只需心理支持和分散患者的注意力就足够了。当患者出现精神症状时，促认知药物美金刚、胆碱酯酶抑制剂对阿尔茨海默病的精神行为症状有改善作用，如果使用美金刚、胆碱酯酶抑制剂后，患者仍存在严重的精神行为症状，更倾向于用抗精神病类的药物治疗，临床应用最广泛的是非典型抗精神病药物。

治疗应该选择不良反应小的药物，小剂量开始，缓慢增加剂量，随时观察药物的不良反应，尽量维持最低有效剂量，尽可能避免联合使用多种抗精神类药物。

应该对治疗过程定期进行评价，适时调整药物治疗方案，避免长期不恰当的用药。

 问题 16：抗精神行为症状的药物分为哪几类? 怎样合理使用呢?

对有严重精神行为症状的认知功能障碍患者，必须选择抗精神病药物治疗。抗精神病药对认知功能障碍患者的精神病性症状，如幻觉、妄想、冲动、攻击行为和激越症状有疗效，但是使用的剂量和疗程必须合理，低剂量、适当疗程的治疗能够不增加脑血管病的发病率及病死率，且可降低痴呆患者住院率，而停用抗精神病药可致痴呆患者精神行为症状加重。

抗精神病药分为典型（或传统）和非典型（或新型）抗精神病药两大类。典型抗精神病药包括氟哌啶醇、奋乃静、氯丙嗪等；非典型抗精神病药对愤怒、攻击行为、妄想和幻觉有效，锥体外系不良反应小，疗效肯定，被广泛用于精神症状治疗，目前常用的有利培酮、奥氮平、喹硫平。一般来说，小剂量的抗精神病药就能较好地控制痴呆的激惹症状，可以显著改善患者的精神行为症状和攻击行为。

有多项研究证据支持卡马西平对攻击行为和敌意有效，心境稳定剂为第二线选择，对抗精神病药物过敏或无效的患者可考虑使用卡马西平。

 问题 17：抗精神病类药物有哪些副作用？

典型抗精神病药包括氟哌啶醇、奋乃静、氯丙嗪等，其不良反应大，往往加重认知功能损害，产生锥体外系反应、过度镇静及外周抗胆碱能不良反应，难以被老年人接受。

非典型抗精神病药中，再普乐的主要副作用是嗜睡和体重增加，很少出现运动障碍，但有骨髓抑制、前列腺增生和青光眼的患者应慎用。

常用药物喹硫平的不良反应为困倦、头晕、便秘、直立性低血压、口干以及肝酶异常。

注意事项包括将喹硫平与其他已知会延长 QTC 间期的药物合用时应当慎重，尤其是老年人。

卡马西平的常见副作用为腹泻、镇静、头晕，大多数患者能耐受。

问题18：认知功能障碍患者出现抑郁症状需要治疗吗?

很多老年人由于退休和子女相继独立，环境发生了巨大的变化，无所适从。而且这一时期的老人身体逐渐衰弱，并遭遇配偶、亲朋好友生病或死亡，因此其对于疾病和死亡的恐惧也逐渐增强。还有些老人由于寡居，缺乏家人和亲戚的关心，情绪低落，出现抑郁症状，同时注意力、记忆力、思考力、判断力日渐退钝。比如患者经常会出现一直在看报纸，可是看不进去内容，无法理解意思，或是买东西时无法正确计算的情况。由此可见，抑郁症的症状和认知功能障碍相互联系紧密，抑郁症状可能导致认知障碍，也可能加重认知障碍。早期研究者发现，有效治疗抑郁症状后，患者的认知功能也随之改善，因此还提出了"假性痴呆"的概念。有效的抗抑郁治疗不仅能够改善患者的抑郁情绪，还能提高患者的认知功能及生活质量。因此伴抑郁的阿尔茨海默病患者即使不符合重度抑郁诊断标准也应考虑药物治疗。抗抑郁药常用来治疗痴呆患者的抑郁、焦虑症状。各种抗抑郁药的疗效差异不大，有效率多为70%～80%，但不良反应差别很大。

问题19：抑郁和焦虑症状可以用哪些药物治疗？有哪些副作用?

传统的三环类抗抑郁药、四环类抗抑郁药具有较强的胆碱能和心血管系统不良反应，痴呆患者应慎用。选择性5-羟色胺再摄取抑制剂（SSRIs）不良反应少，服用方便，疗效肯定，安全及耐受性好，较适合老年痴呆患者抑郁症状的治疗。SSRIs使用最广泛，建议使用剂量为成人的一半量，其中帕罗西汀、西酞普兰、舍曲林使用最多。

SSRIs类药物最常见的不良反应为消化道症状（食欲减退、恶心、呕吐、腹泻）、失眠、激越、静坐不能等。使用SSRIs时还应考虑其对肝脏P450酶的影响，尤其是老年患者常同时患有多种躯体疾病，需同时使用其他药物。相对而言，舍曲林和西酞普兰对肝脏 P450 酶的影响较小，安全性相对较好。

各种药物引起上述反应的严重程度和频率可有不同，如帕罗西汀和氟伏沙明有一定镇静作用，可在一定程度上改善睡眠；少数疗效欠佳者，剂量可适当增加。

抗抑郁药文拉法辛是 5 -羟色胺和去甲肾上腺素再摄取抑制剂（SNRD），其作用机制与三环类抗抑郁药有相似之处，但其抗胆碱及心血管系统的不良反应小，耐受性也较好，起效比 SSRIs 快，可酌情选用。

 问题 20：认知功能障碍患者出现睡眠障碍该怎么办？治疗该病的药物有哪些副作用？如何合理使用这类药物？

认知功能障碍或痴呆患者常常出现睡眠障碍，可以表现为入睡困难、睡眠时间短、早醒、睡眠倒错等。保持好的睡眠卫生，如睡前避免饮用咖啡和酒，白天进行适当的躯体活动等，对睡眠有益。对有睡眠紊乱和抑郁症状的痴呆患者，锻炼活动训练和照料者教育可以改善痴呆患者的抑郁症状并减少其住院时间。如果患者睡眠总时间正常，表现为睡眠觉醒时间颠倒，可以考虑通过逐渐提前唤醒患者来调节患者睡眠觉醒周期。比如，如果患者夜间处于觉醒状态、白天处于睡眠状态，可于第一日中午 12 时唤醒患者，第二日上午 11 时唤醒患者，第三日上午 10 时唤醒患者。

治疗阿尔茨海默病患者的睡眠障碍是为了减少或减轻失眠、易醒症状，以增加患者的舒适，减轻家属和照料者负担。药品的选择一般根据患者除睡眠障碍外是否还存在其他症状而定，如果患者同时有精神病性症状和睡眠障碍，一般在睡前给予抗精神病药物；如无禁忌证，可选镇静作用相对较强的抗精神病药物，如奋乃静、奥氮平和喹硫平等。如抑郁和睡眠障碍并存，可在睡前给予具有镇静作用的抗抑郁药，如三唑酮和米氮平等。

患者只有睡眠障碍或焦虑症状时，才考虑使用抗焦虑药及镇静催眠药，主要是苯二氮䓬类药物，可用于焦虑、易激惹和睡眠障碍的治疗。不同苯二氮䓬类药物的差异主要是半衰期长短和镇静作用强弱，一般可分为长效制剂（半衰期约 20 小时），如地西泮、氯硝西泮、氟西泮等；中效制剂（半衰期约 10 小时），如阿普唑仑、劳拉西泮等；短效制剂（半衰期约 3 小时），如三唑仑、咪达唑仑等。半衰期较短的药物多用于入睡困难，半衰期较长的药物适合焦虑、易激惹和睡眠障碍的维持治疗。

苯二氮䓬类药物常见的不良反应有嗜睡、头晕、共济失调、记忆障碍、呼吸抑制、耐药、成瘾和撤药综合征等。苯二氮䓬类药物能增强酒精和抗精神病药物的镇静作用，突然停药可致抽搐，使用时应加以注意。半衰期短的药物多引起记忆障碍、撤药综合征，半衰期长的药物多引起嗜睡和运动损害。须注意的是，苯二氮䓬类药物可引起或加重意识障碍、跌倒、激越，应避免大剂量或长期使用。

 问题 21：目前已经应用于临床的新药有哪些？科学家正在研究的治疗认知功能障碍疾病的新方法又有哪些呢？

一项多中心、随机双盲、安慰剂对照研究证实，我国一类新药丁苯酞可以改善皮质下非痴呆型血管性认知损害患者的认知功能和总体功能，这是国际上首个针对血管性痴呆前阶段血管性轻度认知功能损害的药物。丁苯酞具有改善脑循环、降低血小板聚集等药理作用。一些离体实验研究结果显示，丁苯酞可以改善阿尔茨海默病模型大鼠的学习记忆能力，并能在一定程度上降低脑内 β 淀粉样蛋白水平。

脑蛋白水解物具有一定的神经保护和神经修复功能。2 项为期 6 个月的阿尔茨海默病随机对照试验结果显示，脑蛋白水解物对轻到中度阿尔茨海默病患者的认知功能、总体临床印象及总体获益均有显著改善作用。一项 Meta 分析也支持脑蛋白水解物对轻到中度阿尔茨海默病患者认知功能的改善作用。血管性痴呆的研究显示，脑蛋白水解物可改善轻度和中度血管性痴呆患者的认知功能及总体临床印象。这些结果提示，活性小分子多肽及氨基酸组成的类神经营养复合制剂可能是治疗痴呆的一个方向。

　　由于目前临床所用的药物只能暂时缓解症状，而不能阻止病情的发展，故而许多科学家还在积极找寻可以改善疾病过程本身的药物。要彻底揭示阿尔茨海默病的本质，从根本上治疗老年痴呆还有待于更深入的研究。我们坚信，随着人类基因组计划的实施及后基因组计划的启动，人类有望破译阿尔茨海默病之谜。

知识链接

　　在找寻新药的过程中，大多数科研人员的注意力都集中在如何降低大脑内 β 淀粉样蛋白上，因为 β 淀粉样斑块的数量直接与阿尔茨海默病的病情轻重有关，清除已有的 β 淀粉样斑块，抑制新的 β 淀粉样蛋白的形成，不但可以阻止阿尔茨海默病的病情发展，还可能通过挽救受伤的神经细胞，使它们恢复正常功能而逆转患者的症状。研究者先后研发了抑制阿尔茨海默病形成过程中关键酶的抑制剂，但临床试验结果不佳，目前针对 β 淀粉样蛋白开展的免疫治疗是阿尔茨海默病新药研究的热点，被动免疫制备的阿尔茨海默病抗体可能成为治疗阿尔茨海默病的新药。

　　针对神经纤维缠结的策略，Tau 蛋白是细胞骨架的重要成分，且在正常神经元内骨架输送系统中起着很重要的作用。当 Tau 蛋白被过度磷酸化形成神经纤维缠结（NFT）时，可阻止或逆转其过度磷酸化的过程。另外，Aβ 和神经纤维缠结的形成间有联系，这也为治疗提供了机会。

　　在细胞移植和基因策略方面，科学家也希望能获得新的进展，比如将胆碱能细胞移植入穹隆损伤的老年大鼠，尽管移植的胆碱能细胞也能存活，并能改善动物的迷宫学习能力，但移植存活和发育情况均不如年轻大鼠的理想。研究者认为，这是老年宿主脑内神经营养物质不足，难以维持移植物的生长和发育所致，要过渡到人并正式用于阿尔茨海默病治疗尚须时间考验。基因治疗策略利用重组技术将缺陷的基因替换成正常基因，以达到根治基因缺陷的目的，但目前尚不能实现。

新药研发中遇到的困难使得研究者对临床设计重新进行思考，在临床试验研究方面，"干预阶段前提"是现今临床试验的一个新的改变，目前研究者更期望通过早期的干预来阻止和逆转痴呆的进程。

 问题22：如何通过认知训练延缓认知功能衰退？

 案例

张奶奶，75岁，与老伴李爷爷均为高级知识分子，子女均在国外工作，一年才回国探望一次。老两口感情甚好，相互扶持，相互照顾。但不幸的是，李爷爷3个月前突发脑溢血去世，对张奶奶造成了巨大的打击，张奶奶从此沉浸在失去老伴的极度悲伤中，终日闷闷不乐，足不出户，也不愿与人沟通交流。张奶奶感觉自己的记忆力在这3个月内下降较为明显，经常忘记自己的眼镜、钥匙等常用物品放在哪里，但对自己年轻时发生的事情记忆较好。女儿回国探望时带张奶奶到当地医院的记忆门诊做了检查，医生通过问诊后，运用简易精神状态评价量表和蒙特利尔认知评估问卷对张奶奶进行了初步的筛查，简易精神状态评价量表得分为21分，蒙特利尔认知评估得分22分，简版老年抑郁筛查量表（GDS-15）得分为9分，怀疑张奶奶出现了轻度认知障碍，并伴有抑郁症状。医生建议张奶奶多与人交流，多从事一些自己喜爱或感兴趣的活动并配合认知功能训练。

105

记忆门诊的护士小刘向张奶奶及其女儿介绍了她所能进行的认知功能训练内容：

认知功能训练建议每周实施5~6次，每次1小时，强调以患者为主体，时间和强度遵循个体化原则。

一、记忆力训练

1. 通过陪患者一起看老照片、回忆往事、鼓励讲述自己的故事等方式，帮助患者维持远期记忆。

2. 引导患者将图片、词组或者实物进行归类和回忆，提高患者的逻辑推理能力。

3. 采取记数字、询问日期、重述电话号码、回忆之前出示的钢笔、眼镜、钥匙等物品名称等方法，提高患者的瞬间记忆能力。

4. 出示数种日常用品如钢笔、眼镜、钥匙等，5分钟后让患者回忆之前所出示的物品的名称，或引导患者记忆一段信息，按一定间隔复述信息。如此反复进行并逐渐延长间隔时间，以训练其延迟记忆能力。

二、定向力训练

将强定向力训练融入日常生活，选择患者与之有感情的、感兴趣的时间、地点、人物的常识性记忆进行训练和强化，可以获得事半功倍的效果。

三、语言交流能力训练

提倡以患者能够接受的方式与之进行交谈和互动，帮助其维持口语和交流能力。在过程中注重鼓励与表扬，遵循从易到难的原则。

1. 可利用图卡命名或看图说话等方式锻炼表达能力。

2. 通过抄写听写、看图写字、写日记等锻炼书写能力。

3. 通过朗读和歌唱激活患者大脑的相应功能。

四、视空间与执行能力训练

1. 参考日常生活能力量表，结合与生活技能相关的条目进行针对性训练，如穿衣、如厕、洗浴、识别钱币、接打电话、开关电视等；也可以训练更复杂的项目，如使用洗衣机、银行取钱等。

2. 如患者在训练中出现错误，应用鼓励的方式正确示教，避免责备，不要强迫患者选择和回忆。

五、计算能力训练

根据患者的病情选择难易程度，循序渐进，以简单的算术运算为佳。

随着老龄化的急剧发展，一系列与年龄相关的疾病接踵而至，认知功能衰退疾患便是其中之一，人口老龄化状况是决定痴呆在未来全球分布的一个关键因素。目前国内外针对认知功能衰退的研究开展得越来越广泛，并且与药物治疗相比，非药物治疗更具安全性、可操作性且不良反应较少，因此越来越多的研究者更倾向于运用非药物治疗来延缓患者的认知功能衰退。

在众多非药物治疗中，认知训练最为常见，它是以大脑的神经可塑性和认知可塑性理论为基础，通过一种或多种手段联合进行一段时间的训练，来提高有认知损害患者的记忆力、注意力、感知觉、逻辑推理、判断力和执行功能等一个或多个领域的认知功能的治疗方法。

认知训练又分为单领域认知训练和多领域认知训练。单领域认知训练是指仅针对单个认知领域的锻炼；多领域认知训练是指联合两个或两个以上认知领域的训练，针对多个认知领域的综合性训练。常见的认知训练包括记忆训练、推理训练、处理速度训练、策略训练、精神运动训练。

（1）记忆训练

我们平常生活中常见的故事回忆、购物单回忆、本周事件回忆、人脸与名字相匹配、地点记忆等均属于记忆训练；另外，数字广度、倒叙数字、数字列表记忆、词组记忆也属于记忆训练，因此，若家中有认知功能受损的患者，可以尝试着用上述方法来为其进行锻炼。

① 故事回忆

家属尽量用诱导的方式，鼓励患者回忆从前对患者来说比较重要的事件，对患者比较重要的事件可能会使患者的记忆深刻，借由此类事件进行诱导回忆，效果会比寻常事件要好。

② 购物单回忆

若患者尚有行动能力，可以试着带患者去一趟超市，在购物时须告诉患者所购买物品的名称，回到家中再询问患者刚刚在超市

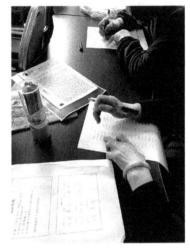

购物单回忆

买了哪些东西。在回忆的过程中，可以指导患者采用词语记忆法来回忆。

③ 本周事件回忆

可以指导患者按照时间顺序进行叙述，几月几号、星期几、地点、人物、事件，不要求患者每日每件事都叙述得当，只要患者叙述出一两件重要的事情就加以鼓励，循序渐进。

④ 人脸与名字匹配

这项记忆训练可以作为游戏来进行，家属可以选取患者所熟知的人脸将之做成图片，例如患者的家人、患者那个年代的明星，也可以用动物的图片，将图片对应的名字写在另外的卡片上，让患者以游戏的形式一一将之进行匹配。

⑤ 地点记忆

经常询问患者目前所在地的地址，或者每带患者到一个地方就指导患者识别这个地方的标志性建筑，告诉患者这个地方叫什么名字，隔一段时间之后再带患者到同一个地方，问患者这是哪里。

⑥ 数字训练

平常可以鼓励患者多做一些数字类的小游戏，例如，家属说一串数字，让患者复述；家属说一串数字，让患者倒背等，数字由短到长、由简到难。

（2）推理训练

推理训练，顾名思义是为了提高认知功能障碍患者的推理能力而进行的训练。推理训练主要包括阅读训练和算术训练。

① 阅读训练

家属可以为患者制订阅读计划，每日 1 次，每次 15 分钟，每周 4~6 次，持续 6 个月或更久，长此以往，患者的推理能力就能够得到一定程度的改善。

② 算术训练

家属同样可以为患者制订计算练习计划，例如做算术题：100 连续减 5 等于多少？这类题目可以由简入难。

老年人的认知处理速度及能力与日常生活能力存在联系，对

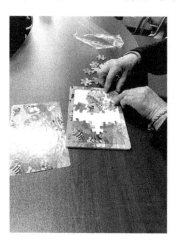
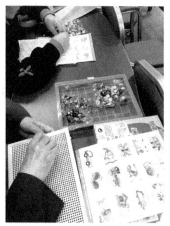

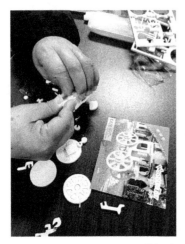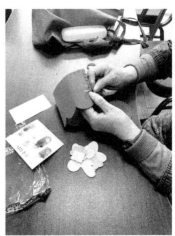

益智类活动训练

此,本书会在日常生活能力训练章节中进行详述。精神运动训练会在运动锻炼干预章节中进行详述。

此外,传统的认知训练方式多为面对面教导式训练,随着通信技术的进步,近年来电子化认知训练(Computerized Cognitive Training, CCT)也逐渐增多,主要包括使用电脑进行的认知训练,基于电子设备(如智能手机、平板电脑等)进行的认知训练。这类训练以益智类的小游戏作为训练的手段,让患者参与其中。作为家属或照护者,在居家照护中,可以指导患者使用智能手机等电子通信设备,指导其每日进行半小时至1小时的益智游戏,一周5~7次,持续3个月及以上;游戏可以更换,依据患者的喜好,难度同样由易入难。

🌳 问题23:如何通过日常生活能力训练延缓认知功能衰退?

认知功能受损是神经退行性的病变,随着病情的发展,患者日常生活自理能力会逐渐下降直至完全丧失,因此,在病程早期进行训练可以维持患者基本的自理能力,也能够延缓认知功能的衰退进程。

（1）日常生活能力训练的原则

日常生活能力训练须遵循以下四个原则：

① 自己的事情自己做，维持患者残存的功能。例如穿脱衣服、系扣子、系鞋带、洗脸、刷牙、进食等，维持患者的尚存功能，不要怕患者出错，不剥夺患者动手做事的权利，只要患者把能独立完成的事情做正确即可，做不到时再给予适当的帮助。

② 训练井然有序，在训练过程中引导并提升患者认知。例如注意物品的摆放与陈设、注意做事的操作顺序，每日活动安排遵循从简单到复杂的操作顺序，简单的事情做好了再升级做较为复杂的事情，每项训练均分步骤进行。

③ 训练时间要固定，指导患者什么时间做什么事。例如，清晨起床刷牙洗脸、中午吃饭、晚上洗漱洗澡。同时对做得好的要及时给予激励。

④ 训练内容个性化，即依据患者的参与性及适应性来制定内容。例如，让患者做一些简单的家务，比如扫地擦桌等，家属或照护者可以鼓励患者在有精力的时候扫地擦桌，但当发现患者出现厌烦、精力不再集中时，则停止训练。

（2）实施注意事项

在实施过程中的注意事项主要包括：

① 对于不会穿脱衣服的患者，可逐渐引导其培养行动规律，如每天尽量在同一时间穿脱衣服等。鼓励其自己穿脱衣服，不干预其选择自己喜欢的服饰，引导其选择易穿脱、安全舒适的衣服，并按顺序放好，只有在患者确有困难时才帮助其完成。

② 在洗脸、刷牙、洗澡等个人卫生护理方面，若患者出现不同程度的困难，应鼓励其完成比较简单的梳洗工作，如梳头、擦脸等，并督促其保持梳洗习惯。对有意愿自己刷牙者，帮助其备好牙具，并向其演示刷牙的动作。对于不知道洗澡或不愿洗澡的患者，应培养其对淋浴的兴趣。可在洗澡时将患者留在浴室，为其示范讲解淋浴方法，鼓励其独立完成。

③ 对因记忆力、定向力障碍导致如厕困难的患者，应及时带其上厕所或定时督促其上厕所。厕所门口应有标识或文字或图案，如文字、箭头、符号或是一盏小灯，并反复向患者指示强化标识。睡前 2 小时要控制患者的饮水量，在其床边放置便盆，以方便其晚上大小便。

④ 睡眠障碍的发生会使患者的社会认知功能障碍进一步加重，因此，对于存在睡眠觉醒节律障碍的患者，要培养患者每天在固定时间就寝的习惯。在其入睡前可帮助其放松身心，以促进睡眠，如喝热牛奶、温水泡脚、按摩脚和背部、听轻音乐、调暗灯光等。对于有日落综合征（不耐烦、易激动、易急躁等）的患者，应鼓励引导其白天多参加活动，控制午睡时间（不超过 1 小时），限制患者摄入含咖啡因的饮料、茶水等易影响睡眠的食物，晚上控制饮水量，以减少起夜次数。

⑤ 对于时间定向能力下降的患者，由于其无法辨别白天和夜晚，深夜漆黑会加重其不安，故需专人陪伴。若患者夜晚吵闹不睡，家属或照护者不要斥责，可轻声引导其入睡；对于严重吵闹不睡者，可临时让其服用药物协助入睡。注意锁紧门窗以防止其走失。

🌳 问题 24：如何通过音乐疗法延缓认知功能衰退？

音乐疗法是综合了音乐、心理学以及医学知识的跨学科治疗方法，治疗师通过运用各种音乐体验与患者之间建立动态的变化关系，整个干预过程是一个系统的过程，帮助被治疗者达到改善健康状况的目的。音乐疗法的适用范围并不局限于心理方面的疾

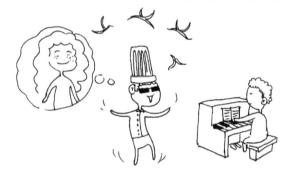

病，康复医学也在较多地应用该方法，专职康复人员或护理人员接受适当的培训后，对认识功能受损的患者进行音乐疗法干预，可以有效改善其负性情绪，从而达到促进健康的目的。

音乐疗法的干预方式包括主动性音乐治疗和被动性音乐治疗。主动性音乐治疗是指患者在专业的指导下，跟随音乐节奏唱歌、演奏乐器或进行肢体运动等。其中对患者的指引至关重要，适时、专业、有效的指引能够使患者的兴趣及注意力得到集中、心境和情绪得到调节，身心各部分功能得到最大限度的发挥，从而达到治疗的目的。被动性音乐治疗以患者自己聆听音乐为主，治疗的关键在于音乐的选择。家属可以根据患者的病情、兴趣、学历甚至经历等情况选择适合患者的乐曲，不要遏制患者聆听他（她）喜欢的音乐。

在应用音乐疗法进行治疗的过程中，治疗师有至关重要的作用，治疗师能够给予患者专业、有效的指引，能够掌控患者的注意力。由于在居家照护中治疗师并不能时时到家中参与治疗，因此，家属可以根据患者的兴趣、喜好播放患者喜爱的音乐，先鼓励患者集中注意力聆听，再鼓励患者跟随音乐打节拍、做动作等，循序渐进，从被动疗法发展到主动疗法。

音乐治疗宜选在安静的环境或佩戴耳机，音量以控制在 40 分贝为宜。若患者听力较差，可以将其调整至患者觉得舒适的音量；恰到好处的声音可使被治疗者情绪平和、兴趣增加且不易疲劳。治疗时间以每次 20 ～ 40 分钟为宜，这样既能取得良好的治疗效果，又不易使患者过度疲劳。音乐选择方面，尽量选取欢快、舒缓的曲调，避免忧伤、过于狂躁的乐曲，在选择时也要考虑到患者的喜好。

 问题 25：如何通过体育锻炼来改善认知功能？

体育锻炼或运动是指人们根据身体需要，自我选择有计划、有结构、具有重复性的体力活动，其目的是提高或保持一种或几种身体能力。运动有益于老年人的身心健康，并且运动是预防认知功能障碍发生的保护性因素，其原理包括：运动可以增加大脑容量；运动可以增加分子和细胞的构造，增进大脑重塑。因此，运动对认知功能具有保护效应。

根据分类，运动锻炼包括有氧运动和抗阻运动。

有氧运动是指使用身体的大肌肉群持续进行长时间的有节奏的运动，例如步行、跑步、游泳、骑自行车或类似的连续活动。有氧运动对执行能力有潜在的积极影响，而在有氧运动中还有一种特殊的运动——身心运动，它是指在进行身体活动的同时伴随注意力集中、呼吸控制，以此来提高身体力量、平衡、柔韧性，从而促进身体健康，如太极拳、瑜伽、气功等。太极拳对总体认知功能具有积极影响，尤其是言语记忆方面。

抗阻运动是指肌肉在克服外来阻力时进行的力量训练，如自由重力训练、机械阻力训练或类似的运动训练，其对执行能力、视空间能力的改善均具有推动作用，且对女性患者的影响更为明显。

按照强度进行分类，运动锻炼包括极轻度、轻度、中度、重度、极重度五类，即运动时的心率分别维持在最大心率储备的50%以下、50%～63%、64%～76%、77%～93%、93%以上（详见表1及表2）。

世界卫生组织在相关体育运动指南中建议65岁及以上的老年人每周应至少进行150分钟中等强度的有氧运动，或每周至少进行75分钟高等强度的有氧运动，有氧活动每次至少持续10分

表1　运动强度及常见运动项目

强度类别	运动项目
极轻度	步行、日常活动
轻度	保龄球、高尔夫球等
中度	快走、登山、健美操、力量训练、游泳、网球、瑜伽、武术等
重度	慢跑、徒步、骑自行车、滑雪等

表 2 美国运动医学学会针对健康成人修正的强度分级

强度	相对运动强度（动力性运动）					不同年龄段健康成人的绝对运动强度代谢当量（动力性运动）				静力性阻力训练（%）
	吸氧量储备（%）	最大吸氧量（%）	心率储备（%）	最大心率（%）	主观用力程度	青年（20～39岁）	中年（40～64岁）	老年（65～79岁）	高龄老年（80岁以上）	最大自主收缩（%）
非常轻	<20	<25	小于20	<35	<10	<2.4	<2.0	<1.6	<1.0	<30
轻	20～39	25～44	20～39	35～54	10～11	2.4～4.7	2.0～3.9	1.6～3.1	1.1～1.9	30～49
中等	40～59	45～59	40～59	55～69	12～13	4.8～7.1	4.0～5.9	3.2～4.7	2.0～2.9	50～69
重	60～84	60～84	60～84	70～89	14～16	7.2～10.1	6.0～8.4	4.8～6.7	3.0～4.24	70～84
非常重	≥85	≥85	≥85	≥90	17～19	≥10.2	≥8.5	≥6.8	≥4.25	≥85

1. 表格的基础是针对持续 60 分钟的动力性运动。
2. 吸氧量储备＝最大吸氧量－安静时的吸氧量。
3. 最大吸氧量：运动过程中人体各系统发挥最大机能时氧气的吸收利用量，可经由体适能检测的心肺耐力测试获得。
4. 心率储备＝最大心率－安静时的心率（或晨脉）。
5. 最大心率＝220－年龄。
6. 主观用力程度：采用的是 Borg 的 6～20 分钟量表。
7. 代谢当量：即 MET，以每分钟氧的代谢状况进行表示，1MET＝3.5mL/（kg·min）。
8. 美国运动医学学会建议每周至少 5 天，每天至少 30 分钟的中等强度有氧运动，这样有助于促进个体健康。

钟，中等强度的运动持续 6 个月及以上对老年人认知功能的维持和改善作用最为明显。

具体的运动方式可以根据患者的兴趣爱好及身体的适应程度来选择，运动时间可以根据患者的体质与耐受程度因人而异，以患者感到累但又不超过患者最大心率的 60% 为准（心率储备 = 最大心率 − 安静时的心率）。若在运动过程中患者出现表现不积极、淡漠、不感兴趣、不愿继续的情况，家属不要责骂，而应先试着鼓励其继续运动，若患者仍旧不愿意坚持，则停止。

第 四 章

老年认知功能障碍患者的
护理与照料

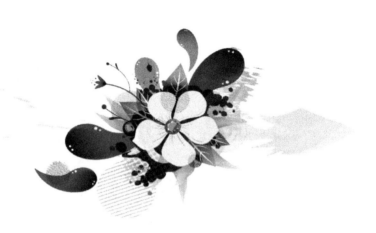

问题1：能否对轻度认知功能障碍患者进行居家护理？为什么？

轻度认知功能障碍是指记忆力或其他认知功能发生进行性减退，但不影响日常生活能力，且未达到痴呆的诊断标准，介于正常老化与痴呆之间的一个过渡状态。对于如何判断患者是否处于该阶段，本书在第二章已有详述，本章不再展开。

轻度认知功能障碍患者的基础性日常生活能力基本没有问题，例如吃饭、洗漱、穿衣等；而复杂的工具性日常生活能力可能会出现一些困难，如做饭、买菜、找零钱等；并且轻度认知功能障碍患者较少出现精神症状，因此，对于病程处于该阶段的患者可以进行居家护理。

护理轻度认知功能障碍患者的原则是：维持患者残存的能力；改善认知功能；延缓或减慢患者认知功能的衰退进程；改善患者的生活质量；减少并发症，延长生存期。

对于患轻度认知功能障碍的老人，家属或照护者可以给他们制订好作息时间，让其自主进行洗漱、进食、穿衣等，培养他们不依赖他人的良好习惯。让患者定期有规律地参加康复训练、娱乐活动和适时的健康教育，使其养成良好的生活习惯。另外，遵医嘱用药可以减慢大脑的衰退进程。

对于伴有基础疾病的患者，如高血压、糖尿病、脑梗死患者，要积极帮助其治疗原发疾病。

 问题2：能否对轻度阿尔茨海默病患者进行居家护理？为什么？

阿尔茨海默病的病程大致可以分为3个阶段：
（1）轻度阿尔茨海默病期
病程两年左右；大脑的外侧颞叶、顶叶区域受损；症状表现为阅读障碍、物体识别障碍、方向感差。

（2）中度阿尔茨海默病期

病程两年左右；大脑的受损部位蔓延至额叶区域；症状表现为判断障碍、冲动性短暂注意力。

（3）重度阿尔茨海默病期

病程三年左右；大脑的受损部位蔓延至枕叶区域；症状表现为视觉障碍。

一般来说，处于轻度阿尔茨海默病期的患者，其认知功能并没有很大程度的下降，并且对于轻度阿尔茨海默病的患者来说，在熟悉的居住环境、由熟悉的照顾者来照看其起居饮食，在家人的陪伴照顾之下接受治疗和护理对患者的病情是有帮助的，因此处于轻度阿尔茨海默病期的患者可以采用居家护理。

科学细致的护理对患者行为的矫正、记忆的恢复有着至关重要的作用。阿尔茨海默病的照顾者大多是其配偶，也有子女或者保姆，由亲属照护能够帮助患者恢复记忆，但如果发现患者出现照顾者不能处理的症状，一定要向专业的医护人员寻求帮助。

对轻度阿尔茨海默病患者，同样需要为其制订好作息时间，除了适当予以生活照顾之外，即使患者能够自己处理日常生活，也仍然需要让患者进行锻炼，不要怕患者做得太慢或做得不好，只有患者自己动手去做，才能延缓他们日常生活能力下降的进程。另外，应重点着力于增进其智能和改善其记忆力的活动，例如在墙上贴写有家庭地址的字条，在家具上贴写有家具名称的便利贴，在患者床头放日历、时钟等。把一些日常生活用品放在固定的地方，反复让他们去识记；还可以让他们做一些娱乐活动或者简易的智力游戏，如拼图、搭积木等。

 问题3：能否对中重度阿尔茨海默病患者进行居家护理？为什么？

中度阿尔茨海默病患者的生活自理能力随着病程的进展而逐

渐下降，有80%～90%的患者生活不能自理，需要依赖他人的照顾，约有80%的患者伴随精神症状，50%的患者有攻击性等激越行为。随着认知功能的衰退，重度阿尔茨海默病患者的许多肢体功能也都明显退化，日常生活能力完全丧失，需要完全依赖他人的照顾。并且中重度阿尔茨海默病患者定向力丧失、大小便失禁，会给家庭照顾者带来长期的身心压力和时间、精力的投入，也同样会造成整个家庭的负担和压力，所以，阿尔茨海默病患者的照顾者在巨大的压力之下往往也会成为隐性患者。有研究发现，许多阿尔茨海默病患者的照顾者有抑郁等消极的心理情绪，而这些负面情绪又会影响到照顾者对患者的照护，形成两败俱伤的局面。因此，若家庭条件允许，为让患者得到更好的护理与治疗以及为家庭照顾者的身心健康考虑，将患者送至护理院、日间托老所、临时托老所、老年公寓等专业正规的医疗机构更为适合。

由于中重度的阿尔茨海默病患者时常出现令家属感到困扰的行为，家属可能会产生"没面子""丢脸"等心理，久而久之就会产生"厌恶"情绪，对待阿尔茨海默病患者就没有像对待心脏疾病、癌症等疾病患者那么重视。

在这里要强调的是，既然家属选择居家护理来照顾中重度的患者，那就不应该将家人患有认知功能障碍性疾病视为耻辱，更不应该歧视患者或者有"丢脸""没面子"等消极心理。虽然阿尔茨海默病患者的脑功能在日益衰退，但患者同样需要受到他人的尊重，因此照顾者对待患者应该更细心、更耐心。

同样地，一旦发现患者出现照顾者不能处理的症状或病情，一定要向专业的医护人员寻求帮助。

 问题4：认知功能障碍患者的生活护理主要包括哪些方面？

案例

用心护理打造认知功能障碍患者心中那一盏明灯

李叔叔, 81岁, 老伴过世多年, 于3年前患认知功能障碍, 并有逐步加重迹象。近期儿子由于工作日益繁忙, 不能进行全面照护, 于是将李叔叔送到了养老院。责任护士小王对李叔叔进行日常照护, 针对李叔叔的相应病情以及刚来到养老院对于陌生环境不适应的情况, 王护士对其进行了相应指导。

"李叔叔, 您好, 我是您的责任护士小王, 您以后的护理工作将由我负责。" 小王护士亲切地进行着自我介绍。

"你好, 王护士, 我自从患病以来记忆是一天不如一天, 有时自己照顾自己都困难, 我担心自己不能适应养老院的生活啊。" 李叔叔表现得十分焦虑。

"李叔叔, 您别着急, 养老院会为您提供全方位的服务, 尽最大可能地满足您的日常生活需要。同时, 养老院也会定期举办一些娱乐活动, 您可以多去参加, 这些活动可以使您身心愉悦, 而且也有助于疾病的治疗。" 王护士一边说着一边将李叔叔和其儿子带到了养老院的活动中心。

"您看, 这里就是我们的活动中心, 我们会不定期举办各种各样的活动。平时您也可以来这里和其他叔叔、阿姨下象棋, 也可以做一些拼图游戏等, 这不仅有助于您社会适应能力的提高, 还可以进行智力锻炼呢。"

"王护士, 我平时工作繁忙, 没什么时间照顾我爸, 总是留他一个人在家我又不放心, 所以才把他送到这儿来, 我父亲就拜托您啦!" 这时在一旁的李叔叔的儿子恳切地说道。

"这点您放心, 每一位入住养老院的老人我们都会进行全面的照护, 这是我们的责任。不过, 您作为家属对于李叔叔病情的治疗也十分重要, 我们理解您平时工作繁忙, 但还是希望您尽可能抽时间多到养老院来看望您父亲。如果真的时间不允许，也希望您争取每天打个电话陪他唠会儿嗑。对于老年认知功能障碍患者来说，家人的鼓励与陪伴是必不可少的。况且您父亲刚刚来养老院，肯定需要一段时间的适应，这些都需要家人的帮助，以使他尽快消除孤独感和寂寞感。"

"好的，王护士，我一定会按您说的去做。"

"同时我还有一点建议，麻烦您下次来看望李叔叔的时候给他从家里带一些宽松的衣服来，尽可能选弹性裤腰的裤子，上衣尽量避免太多纽扣，最好以拉链取代，这些都有助于李叔叔日常照护工作的进行，能够让李叔叔的日常生活更加舒适。"王护士继续指导道。

次日早晨，王护士又来到李叔叔的病房，"李叔叔好，您昨晚睡得怎么样？还习惯吗？"

"还算可以吧，但我夜间去了一次洗手间，回来就睡不着了。"李叔叔答道。

王护士了解过情况后对李叔叔说道："针对这种情况，我建议您在睡前先去一次洗手间，这样有助于避免半夜醒来。还有一个好消息，养老院今天上午将有志愿者来表演节目，您可以去观看。这样也免得您自己在房间里无聊，白天睡得过多而导致晚上失眠呀！"

"好啊，我也去凑凑热闹。"李叔叔听到后变得十分期待。

"对了李叔叔，养老院配备了整洁的餐厅，您可以去餐厅与其他老人一同进餐，一边吃饭一边唠唠家常。还有，您今天应该服用的药我也已经为您拿来了。"

王护士一边说一边将药品送到李叔叔手上，她已提前准备了温水，以免烫伤李叔叔。在确认李叔叔将当天的药服下后，王护士才准备离开。

"李叔叔，您有什么事情可以随时叫我。养老院也是您的家，祝您在这里过得愉快！"王护士微笑着说。

在养老院全面体贴的照护以及家属的积极配合下，李叔叔基本适应了养老院的生活，并且病情也得到了稳定，并未继续恶化。

对于认知功能障碍性疾病患者的日常生活护理主要有五个方面：安排好患者的居住环境；培养患者良好的日常起居习惯；根据患者病情做好饮食护理并培养患者良好的饮食习惯；督促或协助患者保持个人卫生，尤其注意患者的二便及泌尿系统卫生；鼓励患者多进行户外活动。

（1）居住环境

由于患者的特殊患病情况，良好的居住环境是给予患者安全护理的第一步。对于如何为患者创造一个舒适安全的居住环境，在物品配置中又需要注意哪些地方，本章第 8 问有详细阐述。

（2）活动与锻炼

认知功能障碍患者可以进行一些轻体力的活动与锻炼，例如手指操等（详见本章第 10 问）。

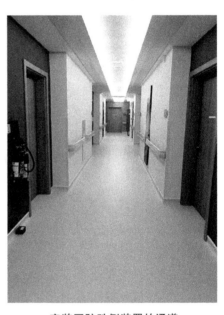

安装了防跌倒装置的通道

 问题 5：如何培养认知功能障碍患者良好的起居习惯？

规律的作息可以使患者对时间有所感知，随着疾病的发生发展，认知功能障碍患者会逐渐缺乏时间感和方向感，从而出现夜间不休息、白天不活动等症状，因为患者并不知道什么时候是白天、什么时候是夜晚，因此培养患者有规律的作息习惯，对其形成固定的时间感有良好的帮助作用，也能使照顾者的身心得到放松。

那么，该如何让患者有规律地作息呢？首先，照顾者必须让患者按时起床，保证患者在上午有一定的体力活动时间，如自己穿衣、洗漱等；其次，让患者适当午睡，以不超过1小时为宜；下午让患者做一些娱乐活动或简单家务，鼓励患者参与，尽量让患者勤动手动脑，如折纸、剪纸、拼图、擦桌等。在白天进行了一定的体力活动后，身体的疲乏同样有助于患者夜间有良好的睡眠。若在此情况下患者夜晚仍旧兴奋不想休息，可以适当给患者泡泡脚、做做按摩，让患者喝一杯热牛奶等，以促进其睡眠。

问题6：如何做好认知功能障碍患者的饮食护理？

（1）合理安排膳食

为患者提供品种丰富、营养充分、低脂肪、高蛋白、清淡易消化的食物，如牛奶、豆浆、杂粮稀饭、蛋羹、肉松等。

患者要多吃富含维生素、矿物质的食物，如谷类、瘦肉、豆类等。

适当摄取各种水溶性维生素及脂溶性维生素，如新鲜的果蔬。

忌过油、过咸的食物。

若患者有吞咽功能障碍或者牙口不好，应尽量为患者提供松软易烂的食物，如果汁、牛奶、汤、米粥、水果泥、肉糜等流质或半流质食物。

另外，在患者进食时，随时观察患者是否有误呛、咳、噎、呕吐等症状，一旦出现此类症状，应立刻让患者停止进食，并帮助患者拍背，吐出异物。

（2）患者的饮食要有规律，按时吃饭

对于尚有能力自己进食的患者，尽量让其自己吃饭，锻炼其日常生活能力。

由于老年人感知觉灵敏度相对下降，因此应该注意食物温度不宜过高，以免烫伤患者。

餐具最好选择不锈钢或塑料等不易破损的材质。

照顾者可以将几种食物放至患者的餐具中，注意将大块食物切成小块、鱼去刺、虾剥壳等，以免患者发生噎食。

允许患者直接用手拿食物，因而在餐前必须协助患者洗手。

对安装义齿的患者，若是可拆卸的义齿，每餐过后要协助患者清洗义齿；若是不可拆卸的义齿，要嘱咐患者每餐过后漱口，以保持口腔卫生。

对于没有能力自主进食的患者，照顾者须协助其用餐：吃饭前，须经得患者同意，再将餐巾为患者围上，以免弄脏患者衣物；喂食时，应与患者坐在一起，一次不要喂太多，速度不宜太快，也不要催促患者快速咽下，应嘱咐患者细嚼慢咽，以促进食物的消化吸收。

对于有偏食的患者，照顾者还得注意其营养均衡。

对于不知饥饱的患者或者不断索要食物的患者，照顾者不要对其呵斥或者置之不理，应对症护理，如让患者做一些活动来转移其注意力等。

 问题7：如何协助认知功能障碍患者做好个人卫生与二便护理？

（1）个人卫生

随着病情的进展，患者在洗脸、刷牙、洗澡等方面会出现不同程度的困难，照顾者应帮助或者督促患者保持梳洗的习惯。

① 鼓励患者自己做一些比较简单的梳洗工作，如梳头、擦脸等，在确实必要的时候再向其提供帮助，这样有利于维持患者的自理能力。

② 如果患者忘记如何刷牙，照顾者可以帮助患者准备好牙刷，向其演示如何刷牙，并与患者一起刷牙。如果患者不能刷牙

且拒绝帮助，可以用漱口水等口腔护理液来帮助其清洁口腔。

③ 尽可能保持患者以往的洗澡习惯，帮助患者制订一个定期洗澡的计划。若患者有能力自己洗澡，照顾者可以从旁协助患者擦洗，切忌让患者单独留在浴室，以免发生跌倒、摔伤等意外事故。

（2）二便护理

对于如厕自如的患者，照顾者要培养其良好的如厕习惯，如训练患者每天清晨解大小便等。

有些认知功能障碍患者随着认知功能的衰退，排泄的自控能力也会衰退。这些患者通常会在需要解二便的时候忘记喊照顾者，甚至自己都不知道自己要解二便。为了避免此类情况出现，一些照顾者往往为了图省事、方便，过早地开始给认知功能障碍患者使用尿不湿、成人纸尿裤等。但是，过早使用纸尿裤会使患者解二便的自控能力和自知能力加速衰退，患者容易养成随时随地解二便的不良习惯，对尿布产生依赖，从而加速认知功能障碍症状的发展进程。因此，当患者因自己不知道解二便而解在身上的时候，照顾者首先不应该呵斥或者责备患者，而应该立即给患者换上干净的衣物，以免发生皮炎等，并且可以这样对患者说："没有关系，一次控制不住不要觉得难为情和不好意思，下次要解二便的时候记得说出来，自己尽量控制住。"

照顾者要注意观察患者大小便失禁的原因是什么，是真的病情严重了，还是心理因素或者环境因素等其他外界原因导致的。如果是心理因素所致，照顾者就应该宽慰患者，让患者不要介意，防止患者出现病耻感和自卑感而导致抑郁、焦虑等消极心理。如果是环境因素导致的，例如不是因为控制不住大小便，而是因为忘记厕所在哪儿，太急了才导致失禁，照顾者在为患者更换好干净的衣物之后，应该立即领患者到卫生间，告知患者："这里有马桶，是可以大小便的地方。"另外，也可以在厕所门口贴上标签，在去厕所的途中、墙上做些记号，以防患者下次还是找不到厕所。

路易体痴呆患者通常会发生便秘，照顾者要注意安排患者合理膳食，可以适当添加粗纤维的食物，多吃水果蔬菜，训练患者规律排便。对于 3 天无大便的患者，可以寻求专业医护人员的帮助，给予患者缓泻药或灌肠等可以促进排便的手段。

 问题 8：居家照护时，出于安全考虑，应该如何设计和改造居家环境？

Lawton 学者曾发表观点：环境的设计能够影响在该环境中生活的人的行为，尤其是那些认知、身体和感官上有缺陷的群体，物理环境能够提高或者降低他们生命的质量。生活环境对认知功能障碍患者的病程进展与生活质量有着不可忽视的作用，因而，近年来越来越多针对认知功能障碍患者生活环境的研究在陆续开展。有研究发现，90% 的认知功能障碍患者都会因环境的影响而产生行为问题；又有研究显示，良好的生活环境设计在认知功能障碍患者各个病程阶段的生活照护及治疗方面起着良性诱导的作用。我们把对认知功能障碍患者起着良性诱导作用的生活环境称为认知障碍友好型环境。

认知障碍友好型环境的设计原则包括 10 个方面：安全性设计；合理大小；可视性环境；减少无益性刺激；优化有益性刺激；支持和参与运动；熟悉的空间；保护隐私；提供社交途径；提供参与室内活动的机会。

（1）安全性设计

认知功能障碍患者需要一个安全的内部和外部环境，如果想要促使他们更好地利用残存的能力，就必须把环境设计得使患者方便移动。然而，显而易见的安全设施，例如安全性标语或者禁止性标语都会导致患者的沮丧、焦虑和愤怒等情绪，所以要规避隐晦的、不显眼的潜在风险。例如，可以在患者的卧室房门上贴患者的相片，以免患者走出卧室之后认不清哪一个是自己的房间；在卫生间设置淋浴椅，旁边添加扶手扶栏，以免患者洗澡时发生滑倒等事故；将坐便器盖子的颜色与墙面分开，以免患者识别不清；若家中养花草，尽量栽种无毒无刺的植物，以免患者碰上或误食；等等。

（2）合理大小

建筑的规模也会影响认知功能障碍患者的行为和感受。规模是由三个因素决定的：居住在该环境的人数；建筑物的总体规模和单个组件的大小，如门、房间和走廊等。建筑物的大小不应该使患者感到害怕或者压抑。更确切地说，建筑物的规模应该能让患者感觉自己能够适应和掌控。例如，最好提供一个不长不短的过道或者走廊，方便患者徘徊、游走。

（3）可视性环境

提供一个容易了解的环境将有助于减少混乱，即认知功能障碍患者在一个确定的方向，就容易识别他们在哪里，他们来自哪里。当他们可以看到关键的地方，如客厅、餐厅、卧室、厨房和室外等区域时，他们更能够做出选择并找到他们想去的地方。建筑环境需要提供好的可视性，可视性不仅能够创造参与的机会，而且还能让患者有信心去探索他们周围的环境，这样就可以减少照顾者与患者的焦虑等负面情绪。例如，站在客厅可以看到卧室、厨房、阳台等。

（4）减少无益性刺激

由于认知功能障碍患者过滤刺激的能力会降低，因此若患者长时间暴露于不良刺激的环境下，患者的病程进展会加速，影响其心理、情绪、日常生活能力等。良好的环境能减少无益性刺激，因此必须考虑患者全方位的感官感知。如避免噪音、避免过多冷色调装饰等。

（5）优化有益性刺激

使认知功能障碍患者能够看到、听到等，让患者利用各个感官接受到良性的刺激，让他们知道自己在哪里、他们可以做什么。这样可以帮助他们减少困惑和不确定性。患者认出自己的卧室，可能是因为墙壁的颜色、灯具、床罩等；患者认出这里是自己的家，可能是因为墙上的照片里有自己和家人；患者记起以往的事件，可能是因为一首歌熟悉的旋律；等等。

（6）支持和参与运动

漫无目的的闲逛可以通过提供一个长短适宜的过道或走廊来完成。另外，在患者游走的时刻，照顾者可以鼓励患者根据以往的兴趣，参与一些简单的益智类活动或参与做简单的家务。在保证安全的前提下，也可以在天气适宜的情况下带患者外出散心。

（7）熟悉的空间

若能够提供认知功能障碍患者原先生活的环境与方式，将有利于患者更快速地适应其所处的新的空间。采用患者熟悉的环境设计（内部和外部）可以使患者更好地适应其所处的空间，如家具、配件、颜色等。当然，也可以通过与患者一起制作回忆记录簿等方式来创造熟悉的空间。

（8）保护隐私

认知功能障碍患者有权利选择自己独处或者与他人一起，这就需要为其提供不同的空间。例如，安静的、适合与一个或两个人谈话的空间，如卧室、书房；或者大的集体性的空间，如客厅、餐厅等。这些内部和外部的空间应该有各种各样的功能，如书房可以阅读、谈话，客厅可以做游戏，厨房可以烤饼干等。重要的是要让患者自己去选择此时此刻他想要待在哪一个空间，而不是照顾者要求患者一定要在哪个空间，要做到尊重患者，保护患者隐私。

（9）提供社交途径

如果没有人不断地提醒他们，告诉他们是谁，认知功能障碍患者将失去他们的自我认同感。频繁地与亲友互动可以帮助他们保持身份、记得自己，这也是独居老人、子女亲友探访较少的老人更容易患认知功能障碍性疾病的原因。良好的环境必须包含可以吸引患者的邻里、亲友、以往同事来访的舒适优美的空间。这样的环境能够鼓励亲友来拜访互动，增加患者与亲友们的接触与相处，对患者来说是良性的刺激。

然而，病耻感仍然是很大的一个问题，患者家属虽然希望患者能够接受良性的刺激，但并不希望过多的人知道自己的家人患上认知功能障碍。在这里需要注意的是，照顾者首先自己要避免"病耻感""没面子"这种心理，其次要鼓励患者多与熟悉的亲友接触，防止其产生"自从我得了这种病家里人都排斥我，不与我来往了"这种消极心理，因此一个温馨的客厅、一叠厚厚的旧相册是规避这些负面情绪最好的助手。

（10）提供参与室内活动的机会

应该尽可能提供舒适、干净、安全的环境，尽可能使其像患者曾经生活的原样。给予患者参与家务、活动、锻炼的机会，这也是让其参与生活的方式。一个良好的环境应该允许患者自主选择参与哪些活动、活动多长时间。一个良好的环境应该允许老年人继续做他们一直在做的事情。例如，有些患者从前喜欢养宠物，在其患病后同样给他们养宠物的权利；有些患者从前喜欢午后打麻将，可以帮助患者约上以前的牌友，一起打打麻将；等等。

 问题 9：哪些工具可以用来评估环境是否适合认知功能障碍患者居住？

评估一个环境是否适合认知功能障碍患者居住，需要运用环境评估的工具，这样不但能判断该环境的质量，而且还可以明确环境中需要改进的地方，进而优化居住环境，以延缓认知功能障碍患者的疾病进程，并提升其生活质量。

（1）环境审查工具

这是 2010 年由 Fleming 学者研制的针对认知功能障碍患者居住环境的评估量表，主要包含隐蔽性降低安全风险、收住人员的规模、视野可及性、减少环境中不利的刺激、优化突出环境中有利的刺激、支持活动和外出、创造熟悉的空间、提供个人及公众会客的场所、允许建立社交圈、提供参与家居化生活的机会等10个评估维度，总计有72个评估项目。大部分条目采用"是"或"否"的评价方式，分值1分或0分；部分条目采取Likert 3～5级计分法，最低0分，最高4分。每个评估维度通过计算百分率（％）的方式来计算分值，量表最后的总得分为各评估维度百分率的平均值。

遗憾的是，目前尚无汉化版的中文版评估量表。

（2）专业性环境评估量表

该量表于1996年由美国威斯康星大学Weisman教授邀集医学、护理学、环境心理学和建筑学领域的学者研制成功。该量表以提升认知功能障碍患者的生活品质及行动安定性为出发点，设定各种评估项目，强调整体生活环境并非机构制度化的氛围，而是家庭化、居家化温馨情境的实践，共包含认知及导向方面的支援、安全和稳定、隐私、有关刺激性物质的规定和质量保证、提高居住者的身体能力、对自我选择与决策的支援、保持自我的意识性、促进居住者间的社交互动等8个评估维度，总计34个评估项目、145个评估内容。

除了强调现场评估的方式外，量表还加入对主要照护者进行面对面访谈的评估方式。各条目采取Likert 5级计分法，最低0分，最高4分，各条目相加得出总分，总分值越高表示环境质量越好。

问题10：如何指导患者通过手指操活动来延缓认知功能衰退？

手指操是依据中医学原理编制而成的，即通过各种方法锻炼手指的伸屈，进行敲击、按压等练习，反复刺激手部穴位和筋络。

只要经常锻炼手指，就可以使内脏器官和大脑功能得到强化，而且可以促进血液流通，使人体的新陈代谢更加活跃，从而达到健身防病的目的，对认知功能障碍类疾病尤其有预防作用。

手指操每天 1 次，每次 10～15 分钟。其操作方法为：

（1）擦掌

双手放于胸前指尖朝上，掌心向内，五指并拢伸平，进行上下来回摩擦。

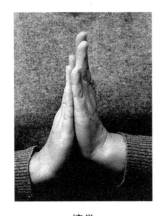

擦掌

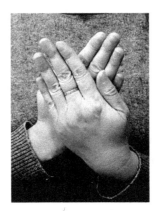

擦手背

（2）擦手背

先右手掌心向里，五指并拢伸平，左掌心向右手手背，进行上下来回摩擦。之后换左手。

（3）抓指

双手放于胸前，掌心向下，五指分开，手指向掌心做弯曲伸展运动，手臂进行前后伸展运动。

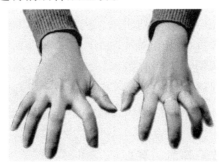

抓指

（4）张指

双手放于胸前，掌心相对，五指分开，进行握拳伸展运动，手臂进行上下伸展运动。

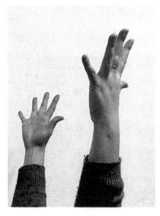

张指

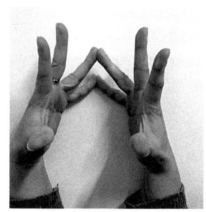

点指

（5）点指

双手放于胸前，掌心相对，五指分开，小拇指与小拇指相点，无名指与无名指相点。以此方法再倒过来点。

（6）数指

双手手臂伸平往里收缩，双手手掌朝上，同时数指，由展开到握拳状，由大拇指到小拇指；双手手臂再从胸前向外伸展，双手手掌朝下，同时数指，由握拳状到展开，由小拇指到大拇指。

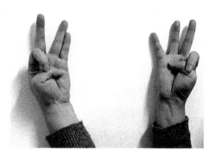

数指

（7）伸指

双手握拳放于胸前，拳心相对，进行伸指运动，由大拇

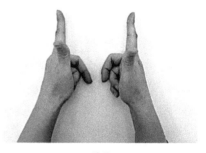

伸指

指到小拇指，同时手臂做屈肘运动。接着再倒过来从小拇指伸到大拇指。

（8）分指

双手手臂伸平，五指并拢，掌心朝下，由小拇指到大拇指进行分指运动，同时手臂向外侧伸展。接着再倒过来从大拇指开始做分指运动。

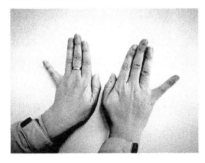 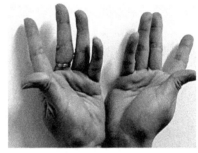

分指 旋指

（9）旋指

双手自然下垂，五指由张开呈旋转式并拢，同时双手臂由下到上做屈肘运动。

（10）按指

与点指相似，但先由右手手指的指腹往下按左手手指的指甲，然后再反过来做。

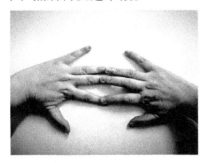 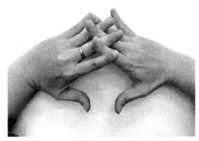

按指 夹指

（11）夹指

双手放于胸前，先用左手夹按右手大拇指，再双手手指相互交叉夹按，右手在上左手在下；然后用右手夹按左手大拇指，再双手手指相互交叉夹按，左手在上右手在下。

（12）击指尖

双手放于胸前，五指微微张开似握球状，掌心相对，双手手指相互点击，大拇指点击大拇指。以此类推。

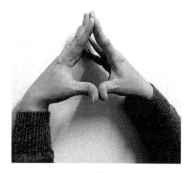

击指尖

（13）击指根

双手放于胸前，先右手在左手之上，四指并拢，大拇指分开，双手虎口相对，虎口相击，再五指分开，双手交叉相互击打指根；然后再反过来做。

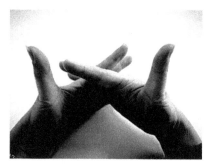

击指根

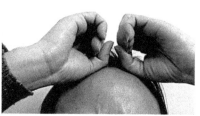

弹指

（14）弹指

双手伸至头顶处，双手握空心拳，拳心向外，做洒水动作，先由上到下，再由下到上来回做。

（15）拉指

双手放于胸前，由右手给左手拉指，先由大拇指到小拇

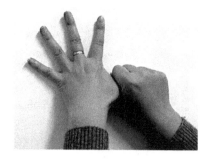

拉指

指，再由小拇指到大拇指；然后交换手进行拉指运动。

（16）压指

双手手指交叉放于胸前，先向下按压，再向胸前外侧按压。

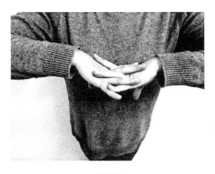
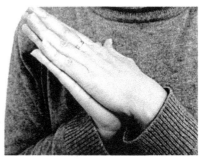

压指　　　　　　　　　　　　　压腕

（17）压腕

双手放于胸前，先五指并拢，掌心向里，做掌心由里到外的旋转式压腕运动；再双手合十，先向右侧压腕，再向左侧压腕；然后再五指并拢，掌心向外，做掌心由外到里的旋转式压腕运动，重复双手合十，先向右侧压腕，再向左侧压腕。

（18）按内外关穴，先右手给左手按，再反过来按。

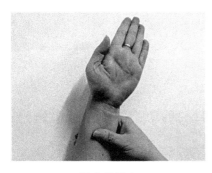
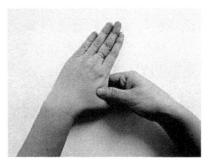

按内外关穴　　　　　　　　　　对压合谷后溪穴

（19）对压合谷后溪穴

双手放于胸前，四指并拢，大拇指分开，掌心朝下，相互击按合谷后溪穴。

（20）击劳宫穴

双手放于胸前，先用右手击打左手劳宫穴，再反过来做。

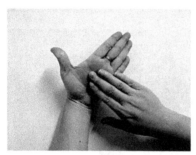

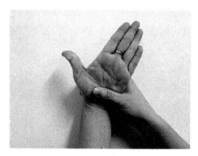

击劳宫穴　　　　　　　　　　　捏手

（21）捏手

双手放于胸前，先用右手捏按左手，由掌腕部捏按至指尖部，然后再反过来做。

（22）甩手

双手放于胸前，由上到下做甩手动作。

全套手指操共 5 分钟，全操可重复 2 ～ 3 遍/天。若患者感兴趣的话就不会觉得疲乏，可以根据患者的精力和注意力集中程度适当增加练习次数。

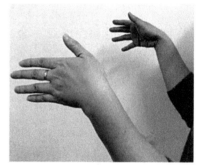

甩手

🌳 **问题 11：照顾者应该如何根据病情程度对患者进行护理？**

照顾者必须根据患者的病情程度进行不同方面的护理，护理内容无外乎指导患者用药、指导患者进行锻炼认知的活动、处理好患者的异常行为语言、协助医护人员做好对患者认知功能的复评。

（1）指导患者用药

目前对于轻度认知功能障碍尚无特效药物，本书在第二章中介绍了一些治疗已经发展为阿尔茨海默病或者其他类型痴呆的药物，如多奈哌齐、卡巴拉汀、盐酸美金刚等。

若医生给患者配药，照顾者应在了解用药目的、时间、方法、疗效以及有可能出现的不良反应的前提下，遵医嘱指导患者服药。

若医生嘱咐患者以"非药物干预"为主进行认知功能的锻炼，照顾者则应根据患者的实际情况，为患者制订适合患者的认知功能锻炼计划，以延缓其认知功能的衰退，阻止病情的进一步发展。

若病程进展已经是轻度阿尔茨海默病或者其他类型的痴呆，照顾者首先应该了解患者所处的病程阶段，然后再遵医嘱指导患者用药，对药物的剂量、用法都应该熟知。

对于还需要服用其他药物的患者，在咨询医生，了解有无配伍禁忌后再用药。

若是中重度阿尔茨海默病患者或者其他类型的痴呆患者，照顾者必须确认患者服下药物。尤其对严重记忆障碍、伴有异常行为语言（如抑郁、幻觉等）的患者，照顾者须让患者张开嘴巴，在确认患者服下药物后再离开；不能简单地将药物放在患者身边，只是嘱咐其服药。

另外，必须密切观察药物的疗效及不良反应。例如，胆碱酯酶抑制剂类药物可能会引起血管性痴呆患者的心血管不良反应，可能会引起路易体痴呆患者的锥体外系反应。一旦出现这些不良反应，照顾者应立即联系专业医护人员寻求帮助。

（2）指导患者进行认知功能的锻炼

无论是处于哪一病程阶段的患者，多参与认知功能锻炼活动对延缓病程发展、提高日常生活能力均有积极的效果，因此，照顾者应为患者提供认知训练的场所，并鼓励和引导患者参与；也可以利用记忆辅助设备或者试听设备如录音、录像等配合训练，以丰富患者的日间生活，提高患者的认知水平。这样不仅能够帮助患者锻炼认知，还能够分散患者的注意力，减少异常行为的发生。

① 益智游戏

可以根据患者的病情和文化程度，教他们记一些数字，由简单到复杂，反复进行训练。也可以让患者背诵诗词、绕口令。还可以利用扑克牌、拼图、积木、练书法等帮助患者活跃思维和增强记忆。通过诱导患者讲述以往的趣事来强化其回忆功能也是一个选项。

② 每日记录

让患者以日记的形式记录下自己每天所做的事情，如上午早餐吃的什么，午后做了哪些活动，出去遛弯碰见了谁，等等。也可以让患者写一下第二天的计划，如明天想吃什么，明天想玩哪些游戏，等等。通过每天写日记或者写计划，患者无形之中就会知道"今天"是几月几号星期几，从而锻炼了患者的定向力功能。有些患者由于文化程度较低没有办法写字，那就可以通过录音或者录视频的方式来帮助患者记录下一天所做的事情。

③ 活动锻炼

在认知功能障碍患者尚且能够自主活动的时候，尽量鼓励和诱导他们参与一些轻体力的体育锻炼活动，如散步、手指操、太极、健身操等，这些有氧运动能够帮助患者延缓病程的发展，同时也锻炼了患者的体能，促进他们日常生活能力的提升。

需要注意的是，无论是益智游戏、每日记录还是活动锻炼，都必须持之以恒，若患者拒绝或者不想做，一定要询问患者原因，制订锻炼计划时尽量以患者的兴趣为标准，并加以耐心的鼓励和劝说。游戏和活动可以由易到难。时刻注意患者的情绪变化，患者做得好的时候要及时予以表扬，患者情绪低落的时候要及时予以鼓励。

（3）处理好患者的异常行为语言

一些认知功能障碍患者随着病程的进展可能会出现一些异常的行为语言，如幻觉、妄想等，如何处理这些异常的行为语言呢？本章第 13 问有详细解答。

（4）协助医护人员对患者的认知功能进行复评

认知功能障碍患者的病程会随着时间的推移而逐渐发展，因此进行定期的认知功能复评是非常必要的。照顾者必须定期带患者去医院记忆障碍门诊做认知功能的测评，轻度认知功能障碍患者可以每一年做一次复评，已患阿尔茨海默病等病的患者需每半年做一次测评，中度阿尔茨海默病患者需每 3 个月做一次复评。

 问题 12：如何应对认知功能障碍患者的记忆缺失？

记忆力下降是认知功能障碍最早出现的症状，随着病情的发展，这种下降会越来越明显。在疾病初期，患者会尽力掩盖自己记忆力下降的事实，不愿承认自己有记忆障碍。家属虽然也有察觉且很痛苦，但也不愿说，反而帮助患者掩盖记忆下降症状，主要是怕被人歧视或不忍患者丢失工作等。然而随着病情的发展，患者的近期记忆力表现越来越差，如完全忘记刚经历的事或刚说过的话，忘了自己刚吃过因而还要吃；自己忘了把东西放在哪里找不到了，却怀疑被别人偷了；等等。由于记忆力越来越差，忘事快，患者便反复不停地提出要求或问题；严重者甚至忘了如何进食、如何穿（脱）衣服，因而可能把裤腿当袖子穿，也会因为忘了如何洗澡、忘了厕所在哪里而急躁、发脾气，或把大小便拉在身上、地上等。记忆力下降会影响患者的生活自理能力，这时的患者越来越依赖别人照顾，到晚期则生活完全不能自理。

对待健忘患者应多鼓励，避免大声训斥。应耐心倾听患者因易忘事而发生的反复提问和提要求，最好用别的活动适当转移其注意力。当患者找不到东西时就陪同患者一起去找，患者经常要去的场所如厕所、餐厅等处可用图片、灯光或文字做出标记来提醒患者，千万不可以用责骂和难懂的话语对待患者。与认知功能障碍患者对话要尽量用简明的字句。患者如要外出还必须有人陪同。不要让患者佩戴（载）贵重物品，可以把患者的姓名、地址、电话写在纸条上，放在他（她）的口袋里。

对待认知功能障碍患者除了做到贴心和耐心外，更重要的是，应注意不断强化训练患者用脑，以提高其记忆力。记忆是脑细胞的活动，脑是记忆的物质基础，一般记忆过程可分3个阶段：

（1）识记阶段

所谓识记，即通过感觉器官将所有得到的信息保存在大脑中并在大脑中留下痕迹的过程，也是事物在大脑中形成暂时的神经联系的过程。

（2）保持阶段

即巩固已经获得的知识的过程，也是如何把识记的东西不遗忘的过程。

（3）回忆阶段

即把感知或体验过的事重新回想起来的过程，又称再现过程。

记忆力下降明显的认知功能障碍患者往往会对过去的事失去兴趣，学习新知识的能力也下降，因此护理者必须有意识地训练患者，从客观"识记"开始直到完成记忆全过程，让患者及时复习记忆内容，反复强化，以提高记忆，延缓衰退和疾病的进展。

问题13：如何应对认知功能障碍患者的语言障碍？

中重度的认知功能障碍患者，由于认知功能的下降，记忆力、思考及行为等方面退化，常常无法理解别人说的话，也不能很好地表达自己，因而出现苦恼、烦躁等情绪。有语言障碍的患者表达能力下降，说话变得不流利，常常会中断和不连贯，逻辑性不够，到后期连一句完整的话也说不出来，只能说单字。因此照顾者在处理患者语言障碍问题上必须注意以下几个方面：

（1）与患者交谈时目光一定要注视着患者，表示出对他（她）的关注，这样既可以增强患者的信心，也能使他们集中注意力听。

（2）交谈内容要正面、直接，最好只需要患者简单回答"是"或"不是"，不要让患者回答一整段话，以免增加与患者对话的难度，那样也会使患者产生退缩心理，而不愿意交谈。例如，照顾者要用"肚子饿了吗？"而不是用"你现在有什么感觉吗？"向患者提问；要用直接陈述的方式告知患者"今天儿子回家吃晚饭"，而不是"你猜猜今天谁会来家里吃晚饭"——范围太广的答案反而会令患者苦恼。

（3）当患者想不起某个东西的学名或某个人的名字时，照顾者可以适当提醒一下。例如，利用物品的作用与物品名的相关性记住物品名称——扫把是用来扫地的；利用相关人物与患者的社交关系来帮助患者想起名字——这个帅小伙是你的儿子，等等。

（4）与患者说话要柔和，放慢速度，使患者有一种亲切感和舒心感。

（5）与认知功能障碍患者谈话用字要简单，一次只说一件事，要耐心地给患者足够的时间来理解和回答。

（6）当患者听不懂时，照顾者可以放慢速度重复一遍；若还是无法理解，可以再重复一遍，并加上图片和肢体动作进行简单化解释。

（7）当患者不愿意交谈或者出现厌烦情绪时，可以暂时放弃交谈，或者换另外一个人与之交谈，等患者情绪好转并愿意交谈时，再与之交流。

（8）不能理解患者的话或不能听明白其发声时，如果照顾者假装听懂了，却又不能按患者的要求去做，反而会使患者失望，这时可以借助肢体语言来搞清楚患者想要表达的意思。

以上这些注意要点的核心就是要尊重患者，不要勉强让患者说话、做事，这是良好沟通的第一步。

问题14：认知功能障碍患者会出现哪些异常行为和精神
症状？

 案例

一次门诊，一家好几个女儿带着她们的母亲前来就诊。女儿们把母亲留着门外，先进来跟我说："医生，我们想先和您解释一下，我妈妈待会儿就诊时所说的事情不一定是对的，但是如果我们反驳她或者阻止她，她又会很生气，所以我们先进来和您说明一下。"我说："放心，这样的病人我们碰到很多，我们会根据情况来判断病情的。"

一个女儿首先说："我妈这一年来脾气越来越大，经常为一点小事大声哭闹。开始越来越频繁地丢东西，记不清事情，在小区里找不到家门。再后来开始藏东西，把钱和存折在家里到处藏，藏了就找不到，找不到就哭闹，有时候找不到存折，就说是我拿了，哭闹不停。"另一个女儿说："我妈现在和儿子、媳妇住在一起，其实大家都对她挺好的，可是她天天疑心媳妇要害她，在她的碗里下毒。经常堵住门和媳妇吵架，无论我们怎么劝说她，她都不听，认为我们在骗她。这段时间似乎越来越严重，因为她觉得大家都不相信她，情绪非常不稳定，情绪一上来就要出门暴走，而且不分昼夜。如果晚上门被锁住出不去，她就会大哭大闹，甚至吵着要自杀。没办法，我们几个子女只能轮流守护着她，害怕她出什么事情。现在我们每个子女都感到身心疲惫。现在母亲因为经常疑心晚上睡眠还特别差，经常夜里不睡觉，更是折腾得我们也没法正常工作和生活了！"

听完这些以后，我告诉她们："明白了，麻烦让患者进来，我来问问她的情况。"很快，一位偏胖的老年女性进来了，她满脸不情愿地说："医生，我的女儿们非让我来看病，其实我没有病，我不需要看病。"我解释道："来记忆门诊的未必都是有病的人，您是不是感到最近记忆力没有以前那么好了呢？好多人只是来筛查评估一下，很多人检查下来没有问题都高高兴兴地回去了。"

她听完似乎松了一口气，继续说："医生，不瞒您说，我最近确实感觉到记忆力大不如从前了，最近发生的事情总也记不住，可是以前的事情记得特别清楚。"

我说："好，您可以把您最近感到不舒服的地方都说一下。"

接下来通过详细的问诊和评估患者记忆、语言、定向、计算、执行能力等方面的能力，我对患者的认知功能有了初步的判断。

我接着问她："最近有没有让您特别烦心、情绪很差的事情呢？"

她看了看她的女儿们，犹豫地说："虽然家丑不可外扬，但是我还是说了吧。医生，您说我对我的媳妇真的很好，我的金项链都给她了，可是她总是处处针对我，处处为难我，她心里肯定是想让我早点死了，"说着说着她还掉下了眼泪，"要不是看在我儿子的份上，我也真想死了算了。"旁边的女儿们纷纷摇头，表示不是事实。

我安慰道："您的心情我能够理解，也相信您说的是真的。"她的情绪似乎稳定多了，也愿意接受进一步的检查和评估。

通过对患者的血液、影像、神经量表等进行检查和评估，我们判断患者存在重度的认知功能障碍合并严重的精神症状，重度抑郁，脑部还有些血管病变。通过改善认知、改善情绪、小剂量非典型精神类药物改善精神症状的综合治疗后，第二次就诊时，老太太没有过来，几个女儿过来告诉我她们的母亲现在情绪很稳定，夜间睡眠也好了，不再猜疑媳妇会害她，虽然记忆力还是比较差，但没有进一步加重，一家人总算过上了安稳的日子。

145

异常行为和精神症状是各种原因所致认知功能障碍所伴随的精神行为症状，不同认知功能障碍引起的异常行为和精神症状表现形式不同。最常见的异常行为和精神症状包括妄想、幻觉、错认、抑郁、类躁狂、激越、无目的徘徊、躯体和言语性攻击、喊叫、两便失禁及睡眠障碍等。这些症状可发生在病程的任何时期，是造成照顾者负担最重要的因素之一，继而使老人和照顾者生活质量下降。

通常患认知功能障碍的老年人在发生认知功能障碍之前就有精神行为症状，如刚开始有多疑情绪，慢慢地，随着时间的推移，形成妄想，并且坚信不疑、固执、无法改变，根本不听人劝说、解释及说明。这些情况很容易被家属和照顾者忽略，认为这是人老了就会出现的自然现象。

相对于老年人的认知功能障碍和生活自理能力而言，精神行为症状是能够得到有效预防和治疗的。如果家属和照顾者不认识和了解这些精神行为症状，在照顾上会更加困难，从而加重照顾负担。

异常行为和精神症状主要表现在以下方面：

精神病性症状——幻觉、妄想、身份识别障碍。

情感症状——抑郁、情绪高亢。

行为症状——激越/攻击行为、刻板行为（重复、徘徊等）、进食紊乱。

上述这些异常行为和精神症状通常会引起早期住院、医疗护理费增加、照顾者应激、照顾负担加重、照顾者生活质量下降、患者功能缺陷增加等后果。

认知功能障碍患者各种异常行为和精神症状的发生率

症状	幻觉	12%～50%
	视幻觉	30%～80%
	听幻觉	10%～30%
	妄想	30%～80%
	抑郁	40%～50%
	总发生率	50%～90%

（1）幻觉

据研究报道，有30％的认知功能障碍老人在其病程中发生过幻觉。可有视、听、嗅、触、味幻觉，其中以听幻觉和视幻觉为多见，占10％；嗅、触、味幻觉较少见。认知功能障碍老人视幻觉通常表现为"看到"一些较美好的景象，如小溪流水、牛羊吃草等。有些老人会因"看到"一些恐怖画面而惊慌失措乃至发出惊叫。听幻觉多半是"听到"隐隐约约的声音，如听到有人在说自己的坏话或叫自己出去，因此老人会朝某个方向跑去。

（2）妄想

妄想是认知功能障碍老人独有的、与自己有切身关系且与事实不符的一种病理信念。其最突出的特征是"坚信"，即对自己所看到的或听到的始终坚信不疑。认知功能障碍老人常见的妄想有被窃妄想、嫉妒妄想、被害妄想。

① 被窃妄想

被窃妄想是指患认知功能障碍的老人认为自己所收藏的东西被人偷窃了。谢林珠等调查83例痴呆老人发现，被窃妄想在认知功能障碍的老人中有较高的发生率，达56.6％。最常怀疑被偷的东西是钱财及相关证件，如存折、房产证等。怀疑对象包括家人、照顾者，大多数患者会怀疑其主要照顾者偷自己的东西，且会随着照顾者的更换而改变怀疑对象。认知功能障碍老人由于记忆力差，放的东西随手就忘，导致老是乱放、乱藏、乱找东西。被窃妄想在认知功能障碍病程的早期就会出现，因此要及时评估，如有任何异常应及时咨询专科医生。

② 嫉妒妄想

怀疑配偶对自己不忠，坚信配偶有出轨的迹象。患认知功能障碍的老人记忆力差，在配偶外出或找不到配偶时便怀疑配偶有外遇，因此，他们往往与配偶寸步不离，对配偶有很强的依赖性，有时甚至会限制配偶外出，给配偶的正常生活带来了困扰。

③ 被害妄想

即怀疑有人要加害自己，如认为有人在饭菜里下毒，因此拒绝吃饭。被害妄想常合并其他精神行为症状，如幻觉、激越/攻击行为等。如看到有人拿刀向自己走来，便认为对方是要杀人灭口，此时痴呆老人会慌忙逃跑或拿东西反抗，从而导致一些意外的发生。

 问题 15：如何应对认知功能障碍患者的徘徊症状？

徘徊也称游走，是指患器质性精神障碍的患者所进行的无目的性来回走动。

游走有多种表现形式，发生这种行为的患者需要有专人看护，以免走失或者发生意外。有的患者常在白天出现徘徊症状，也有的患者常在夜间出现徘徊症状。在患者的认知功能轻度受损阶段，白天游走可以视为患者的一种活动方式，所以照顾者尽量不要制止患者。例如，患者出门时会有目的，如去购物、看望老友等，但实际上出门后又不记得去的路和回来的路，由此造成了无目的徘徊。在这种情况下，照顾者必须陪伴患者一同外出，在患者出现徘徊症状时告知患者应该往哪个方向走能到达目的地，或者应该往哪个方向走能回家。一些认知功能障碍患者有时会在夜间随意走出卧室，有的说"要去上班"，有的说"要回家"。此时照顾者可以让老人走出去一段路，然后再将其领回自己的卧室，告诉患者："这里就是家，现在是晚上了，该睡觉了。"照顾者必须帮助患者上床，然后自己再休息。若患者说"不对"或者仍然重复说"我要回家"等，照顾者可以先领着患者到外面转一圈，然后再走回家，并且要告诉他（她）"我们到家了"，这样可以获取患者的信任并消除患者的不安全感和疑虑，同时也能减轻徘徊症状。

若患者已经处于认知功能障碍的中期或晚期阶段，照顾者必须时时刻刻陪在患者身旁，以免患者可能由于徘徊而走失。在此阶段，照顾者可以选择锁好门窗，或者在门上贴"不要外出"的标语，提醒患者主动放弃外出。有的患者的游走行为可以无目的地持续几个小时，例如搬家、环境改变会导致患者分辨不出所在地方是哪里，由此刺激他们出现持续性的徘徊症状。因此，如果遇到搬家或者改变环境的事件时，可以事先安排患者熟悉环境，告知患者这里是新的家，慢慢帮助患者认识新环境。

徘徊的症状与大脑受损的广度有关，因此患者本人很难去控制这种症状的发生。如果患者出现很长时间的徘徊症状而没有要停止的意思，照顾者可以适当转移患者的注意力，如给患者布置一些任务，或者播放患者喜欢听的一些歌曲等。如果仍然没有效果，并且照顾者无法时刻陪伴患者，建议寻求专业医护人员的帮助，如将患者送至日间照料中心等。

🌳 问题16：部分认知功能障碍患者会有"妄想症"，应该如何应对？

 案例

那天，专家门诊来了一对夫妻，夫妻俩的年龄在70岁左右。是丈夫来看病。丈夫有高血压病史10多年，血压一直控制良好，近期常常感觉头晕，我给他测量血压，不得了，收缩压高达180mmhg。我很奇怪，他血压突然升高的原因是什么呢？仔细询问病情才知道，原来他最近在和妻子闹矛盾。

他气愤地说："她有神经病，整天疑神疑鬼的。上个月，一个朋友来我家串门，我朋友走了之后，她竟然怀疑人家偷了她的衣服。你说，现在谁家还缺衣服穿啊？她穿过的衣服，白给人家人家也不会要啊。你怀疑一下也就罢了，她竟然还给人家打电话质问人家是否拿了她的衣服。你说，这朋友还能处下去吗？过了几天，在衣柜里又找到了那件衣服。哎，这也就罢了，她前两天忽然又哭又闹，怀疑我有外遇。我出门，她跟踪；我同学聚会，她也要跟着去。气得我天天和她吵架，这不，最近一周我几乎天天失眠。"哦，他血压升高的原因找到了。

看他妻子的表情，有点淡漠。我随口问他："她的记忆力怎么样？"不问犹可，这一问，他的话题又来了。"别提了。她本来是个很聪明的人，可是这两年记忆力越来越差，做事丢三落四，还发生了两次烧水忘关煤气的事情。前天，她竟然在小区里迷了路。而且，她变得越来越懒。她从前很勤快的，现在懒得动，我不叫她的话，她可以在沙发上窝半天。"

作为老年记忆障碍门诊的专业医生，我意识到她可能患有阿尔茨海默病。于是，我仔细询问了她的症状，并让她做了一系列认知量表检测。认知量表显示，她的评分偏低。接着又给她做了头颅磁共振，抽血排除甲状腺功能异常等。一周后，她被确诊为阿尔茨海默病。当我把她的病情告诉其丈夫时，丈夫非常吃惊，惭愧地说："我以为是她变得古怪了，谁知道她是生病了呢？阿尔茨海默病不就是记忆力减退吗？她怎么会像个神经病似的呢？"

我给他解释说："阿尔茨海默病最常见的早期症状之一是记忆力减退，以近记忆力减退为主，但阿尔茨海默病的症状不单单表现为记忆力减退，还可能出现精神症状，比如怀疑别人偷她东西、怀疑配偶出轨等。由于阿尔茨海默病的起病有隐匿性的特点，这就导致老年认知功能障碍的知晓率很低，甚至还常常引起家庭矛盾，并延误治疗。老年认知功能障碍发现得越早，治疗的效果也就越好。"

丈夫了解了妻子的病情之后，开始理解妻子，并给予妻子良好的生活照顾。他一直定期陪同妻子到我们老年记忆障碍专病门诊复诊。其妻子经过正规治疗后，病情得到了控制，精神症状逐渐消失。希望夫妻二人和和美美地一起变老。

妄想是一种病态思维，俗称"多疑"。妄想是认知功能障碍患者由于疾病的进展而出现的思维障碍。在认知功能障碍患者身上，这类异常的精神行为症状并不常见。其特点是患者毫无根据地怀疑一些事情，并且难以被说服。

妄想的表现形式有很多。

（1）嫉妒妄想

一位老年男性认知功能障碍患者总觉得自己的老伴儿和其他老头儿关系暧昧，要抛弃自己，进而对自己的老伴儿谩骂甚至拳脚相加。

（2）被盗妄想

一位认知功能障碍患者总是不记得自己把一些贵重的东西放在了什么地方，就觉得自己家里的东西被隔壁邻居偷走了，其实是老人自己乱放东西忘记了。

（3）被害妄想

比如，老觉得茶水的味道怪怪的，认为一定是有人要下毒害他（她）；如此等等。

那么当患者出现妄想的时候，照顾者应该如何应对呢？

（1）照顾者要耐心地倾听患者叙述妄想的内容，不要急于与其争辩，也不要主动去引导患者反复重复妄想的体验，以免强化其病理联想，使妄想的症状更加顽固。

（2）在取得患者信任的基础上，与患者一起讨论他妄想的内容，指出这些内容与他的想法中不符合逻辑的地方，并且告知患者，如果一直这样想，会给他自己的生活造成困扰。

（3）若照顾者无法有效应对患者的妄想症状，可以寻求医护人员的帮助，适时给予患者暗示治疗、药物治疗等。

 问题17：路易体痴呆患者可能会产生幻觉，应该如何应对？

幻觉常常发生在周围性感觉丧失的认知功能障碍患者中，如耳聋或视力减退者，以视幻觉最为常见。例如，患者看见死去的亲人或听到他们说话，偶尔可有幻嗅，"嗅到"各种异味。幻觉不仅影响患者的思维和情感，有时候还会支配患者的意志和行为，影响日常生活，甚至发生自伤、自杀、伤人、毁物等危险行为，因此护理上要予以重视。

（1）创造良好的休养环境，避免不良刺激，居室保持安静，周围设施齐全，无障碍物，无危险品。

（2）从患者的言语和行为上了解幻觉发生的时间、内容、频率等。

（3）耐心听患者谈幻觉的内容和感受，给予安慰，使患者感受到理解、关心和信任，千万不要与患者争辩。

（4）根据幻觉出现的内容，改变环境，设法诱导，缓解症状。如对因幻嗅、幻味而拒食者，家属可与其一起进餐，以减轻其疑虑。如果患者说听到门外有人叫自己，可开门向其证实并没有人叫他（她）。

（5）有些患者出现幻觉有一定的规律性，可在其出现幻觉时鼓励他（她）参加感兴趣的活动，以转移其注意力。

（6）督促患者遵医嘱服药，严密保管好各种危险品，如绳子、刀子、药品等。要有专人陪护，以预防意外发生。

🍀 问题18：认知功能障碍患者有时会喜欢收集一些废旧物品，如报纸、塑料瓶盖等，应该如何应对？

随着认知功能的逐渐衰退，认知功能障碍患者常常会收集一些一般人看来没有价值的东西，如旧报纸、塑料瓶盖等，并且把这些收集来的"宝贝"珍藏起来，放进衣柜里、抽屉里、床底下等他（她）认为安全的地方。

如果照顾者发现自己的家属出现这类症状，一定要加以注意。如果照顾者是当场发现患者正在收集废旧物品，不要立即制止患者，也不要大声呵斥、苛责患者。首先，照顾者要观察患者所收集的"宝贝"是否安全，如果是玻璃、金属刀片等易划伤患者的东西，要及时告知患者："这些东西是危险的，你如果要的话，能不能先交给我保管？"其次，照顾者要询问患者收集这些东西的原因，如果患者无法说出具体原因，照顾者可以这样对患者说："这些东西家里已经有了，再拿回家要堆不下了，我们下次再来收集可以吗？"如果照顾者在家里发现了患者收集的废旧物品，不要对他（她）说这些东西又脏又破没有用处，更不能当着他（她）的面边说要扔掉这些东西，因为这样做会给患者不良刺激，患者会认为你心存歹意，这样很有可能会激发患者的暴力性行为。可以这样对患者说："交给我，我帮你好好保管。"经患者同意后，将这些东西从衣柜或抽屉拿出并装进袋子或箱子里，过一段时间，等患者不记得之后再出门处理掉。如果在照顾者处理掉废旧物品之后，患者仍旧有收集废旧物品的不良习惯，照顾者不要急着批评患者怎么一而再再而三地不听话，把破烂东西搬回家，如果患者收集的东西没有什么实际损害性，就不要再制止患者，随他（她）去，不必太过在意。过一段时间之后，患者自然就不会收集这些东西了。

但要注意的是，一定要防止患者收集危险物品（如碎玻璃、烟蒂、刀片等），以免患者弄伤自己。

 问题19：认知功能障碍患者出现抑郁情绪时，照顾者应该如何应对？

抑郁症状在认知功能障碍患者发病的最初3年内较为多见。具体表现为持续心烦、经常哭泣、没有精力、食欲减退、体重下降、兴趣减退、异常烦躁、睡眠障碍、自我评价低等。作为照顾者，一旦患者出现此类症状时，需要做好以下几个方面的工作。

（1）鼓励患者说出自己的感受和原因，耐心地倾听患者的叙述。

（2）不要强迫患者做不愿意做的事，应该认识到这种消极情绪是没有必要的，帮助患者拾起战胜负面心理的信心。

（3）创造良好的休养环境。居室保持安静，周围的设施保证安全——无障碍、无危险，可以适当与患者一起种一些无毒无害的植物等，以转移患者的注意力，调动患者的积极情绪。

（4）生活上对患者予以关心、体贴、呵护，协助患者做好个人卫生，培养规律作息，并鼓励患者进食。

（5）鼓励患者做一些力所能及的事情，使患者感到自己还是有用的，从而对自己充满信心。

（6）做好预防不良事件的准备。在耐心进行心理护理的同时，对患者进行全面的照顾、严密的观察，随时发现可疑动向，及时排除患者可能自伤或自杀的危险因素，比如保管好利器、药物等。抑郁的患者一般无意识障碍，因此一些极端抑郁的患者会有自杀的倾向，患者会在言语上、情感上、行为上有所流露，因此，照顾者要密切观察，及时发现问题并采取措施。

 问题20：认知功能障碍患者有时可能会出现情绪亢奋、易激惹，应该如何帮助其缓解情绪？

情绪亢奋并且处于激惹状态的认知功能障碍患者常常会出现暴力行为。暴力行为不是认知功能障碍患者的常见症状，由于某种原因，一些患者有时会出现这类行为，并且每位发生暴力行为的患者都会有一定的缘由和目的。例如，老人想回家，或者认为上班的时间到了要出门，却被人阻拦，尝试多次之后仍然被阻止，这时就会激发他们易激惹的状态，患者会变得粗暴，认为照顾者是有意阻拦，并且心存恶意，患者的情绪便会不受控制，发怒、摔东西、大喊大叫、攻击他人。面对这种情况时，照顾者不能慌乱，要保持镇静，尽量通过疏导、解释或者转移患者的注意力等方法让患者平静下来，再根据患者的不同需求、目的来寻找对策。

如果患者的情况照顾者无法控制，此时就需要寻求医护人员的帮助，必要时进行药物治疗——给予患者一定剂量的镇静剂等药物有助于减少患者的暴力行为。症状缓解后，照顾者应针对引起暴力行为的原因进行排查和思考，尽量避免此类情况的再次发生。

问题 21：如果认知功能障碍患者出现性暴露行为，照顾者应该如何进行护理？

当患者由认知功能障碍严重时，会出现性暴露，即行为不检点甚至不知羞耻，在众人面前脱光衣服给别人看或摆弄生殖器，甚至有性放荡等异常行为。周围人看到这种情况通常会紧张、不安或羞涩，并对其严厉指责，结果导致老人觉得这样做很有意思，更加变本加厉。此时，周围人如果采取视而不见、不在乎的态度，患者就会慢慢改掉，所以照顾者要冷静处理，而不要过分在意。

还有一种情况是，患者因失禁脱去内衣，而又不知道换洗的内衣放在哪里，只得裸露着身子；或者因为要上厕所而脱去内衣；也可能患者看到生殖器露出来只是想摆弄玩。总之，照顾者要冷静判断，及时处理。

尽管有时认知功能障碍患者寻求性满足的行为对照顾者已经造成困扰，但这并不一定就说明其行为是病态的。如果患者不注意隐私或者采取的方式不恰当，往往会给人一种"性暴露"的嫌疑。如果患者的性行为超出常规，甚或在毫无遮拦的情况下公开手淫，那么照顾者除了将患者带回到他的住处外，还需做许多其他的事情。

在患者出现这类行为时，切忌冲动用事，相反应当与之讨论，并向其暗示这种行为与所处场合不相适应。照顾者必须接受患者的异常行为，只有这种态度才能让患者不回避对此问题的讨论。照顾者要开诚布公地与患者交谈，并诚恳地表示愿意帮助患者重新获得对自己性行为的控制力。这样的态度要比惩罚更加有效。

认知功能障碍患者出现病态性行为多见于前额叶受损的情况下，且这时的性行为是患者的行为脱离抑制所致，而非故意。知道了患者发生此种行为的神经基础后，照顾者就没有必要对患者暴跳如雷了。

老年男性患者的性攻击行为经过使用羟孕酮或共轭雌激素后可以减轻，出现性攻击或手淫行为时还可使用精神活性药物治疗。

 问题22：当认知功能障碍患者出现异常行为时，作为家人应该采取何种态度和方式？

由于认知功能障碍患者的心理行为表现多种多样，因此对这些特殊的患者除了进行一般的日常生活护理之外，照顾者还要注意其心理护理，当患者出现异常行为与精神症状时，更要注意其心理上的抚慰。照顾者必须遵循以下三个护理原则：尊重患者；态度诚恳且耐心；观察力敏锐。

（1）尊重患者

有些老年认知功能障碍患者的生活不能自理，不易合作。随着认知功能的衰退，大脑各个部位的受损程度不一，容易出现一些不恰当的行为和语言，通常表现为猜疑、自私、幻觉、妄想等。照顾者在了解认知功能障碍性疾病的发生发展过程之后，要予以理解，因为出现这些异常的行为语言或者精神症状并不是老人所能控制的，照顾者时时刻刻要将尊重患者放在首位，给予患者亲切和温暖的关怀，宽慰患者，尽可能减少患者的病耻感、挫败感等。

（2）态度诚恳且耐心

若认知功能障碍患者出现异常行为和精神症状，表现出情绪低落、埋怨自己时，照顾者要用诚恳和耐心的态度对待患者，与之多交流，耐心倾听患者的诉求，告诉患者不要自责。对于唠叨的患者，照顾者不要横加阻拦或制止斥责；对于患者的提问，要耐心回答，适时给予鼓励、安慰和帮助。回答患者的问题要尽可能简单明了，以免患者听不懂而产生误解。必要时可以说一些善意的"谎言"来安慰患者，例如："要乖乖吃药、做锻炼，病才会好起来哦。"

切忌使用伤害感情或者损害患者自尊心的语言或者行为来对待患者，这样会使患者受到心理上的伤害，产生负面情绪，甚至激发他们的攻击性行为。

（3）观察力敏锐

作为认知功能障碍患者的照顾者，要有敏锐的观察力，要能预见患者的需求，甚至在倾听患者的唠叨中发现患者的内心诉求，尽量满足其合理的要求；对于不合理或不能达到的要求，要反复劝说患者，告知不能够满足其要求的原因，或者向其解释目前还做不到这件事情的原因，以争取患者的理解与合作。敏锐的观察力还能够帮助照顾者规避那些可能引起患者异常行为和精神症状的不良刺激，起到良好的预防作用。

问题 23：作为家属，应该如何做好认知功能障碍患者的心理护理？

认知功能障碍患者通常会出现情绪不稳定、焦虑、抑郁等精神症状，长期的不良心理问题也会导致认知功能的进一步衰退，因此家属应当掌握一定的心理护理方法，对患者进行关怀，帮助其保持心理健康。

（1）鼓励患者与亲朋好友之间保持沟通

作为患者家属，尤其子女，应该保持与患者之间的沟通，经常回家探望患者或者通过电话、网络保持彼此间的联系，并加强患者与邻居、朋友以及亲戚之间的相互走动，使患者在情感上获得支持，减轻其孤独感，从而降低其抑郁情绪的发生，保持良好的心理状态。

（2）帮助患者重建积极健康的看法和态度

家属应该帮助患者正确认识并看待认知功能障碍，让患者了解轻度的认知功能障碍是可逆的，通过积极的干预措施可以使认知功能得到提升，进而提高其自我改变的积极性。

（3）鼓励患者进行情绪的表达

家属应该关注患者生活中心理状态的变化，积极与其进行沟通，鼓励其表达自己内心的想法，进行情绪的宣泄，从而及时消除其负性心理负担：一方面防止其负性情绪的积累，以免造成恶性循环；另一方面唤起患者的积极情绪，促进疾病的缓解。

（4）鼓励患者自己的事情自己做

洗澡、刷牙、吃饭、行走、穿衣等一些日常活动应该鼓励患者自己去独立完成，并鼓励其参与个人零钱的管理、购物、出行的选择等。维持良好的日常生活能力有益于认知功能的发展，也能让患者在这些事务中维护个人的自尊心。

（5）鼓励患者保持兴趣爱好

根据患者的个人特点，鼓励其保持原有的兴趣爱好，在这个过程中既可以发挥患者的动手能力，也可以使其保持动脑的习惯——经常思考有利于促进认知功能的提高。同时，在培养兴趣爱好的过程中也可以促进患者与外界的沟通，使其保持心情的愉快，从而进一步促进其疾病的康复。

（6）鼓励患者保持良好的"社会互动"

在保障安全的前提下，家属应当动员患者多与外界接触，鼓励并陪伴患者勇敢走出家门，适当参加一些社会活动，如参加社区组织的团体活动，结合患者的个人特长参加一些社会公益活动等。这样有助于使其保持与社会大众的联系，保持其作为个体的相对独立性，增强患者的自信。

对于轻度认知功能障碍患者，家属可以鼓励其继续参与简单的工作。这样一方面可以适当减轻家庭的负担；另一方面也可以维持患者原有的"功能"，继续发挥个人价值，为社会做贡献。

问题24：认知功能障碍患者进行脑功能锻炼的具体措施有哪些？

脑功能锻炼有助于延续认知功能衰退的进程，下面介绍几个具体的脑功能锻炼方法。

（1）手工作业

坚持做一些手工作业可以锻炼人的认知功能。例如，剪纸、拼图、画画、做手工艺品等，每周3～5次。坚持做这些活动可以使大脑保持思考的状态，有益于锻炼脑功能。

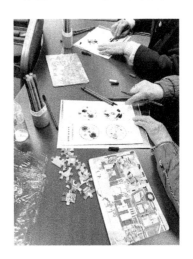

手工作业

（2）认知训练

坚持有规律的认知功能训练，可以促进认知功能的提高。训练包括图片回忆、词语配对联想、积木拼图、日记训练等，具体的训练内容主要有：采用记日记的方式进行日常生活的记录，根据词语进行相近词语的联想，通过一些简单的数字计算进行数字游戏等。保持每周1～2小时的训练。

（3）太极拳健身运动

太极拳属于中国传统健身运动项目，动作柔和缓慢，而且要求在过程中保持

太极拳

心静体松，连贯圆整，需要身体与意念的相互配合，所以有研究表明，进行规律、规范的太极拳运动有助于患者认知功能的恢复。建议采用国家体育总局编制的八式太极拳，运动的频率大概为每次维持 40 分钟，每周至少要做 4 次，并逐渐形成习惯，坚持运动。

（4）八段锦健身运动

八段锦也属于中国传统健身运动项目，具有舒筋活血、强身健体的功效。由于其简单、易上手、动作难度小，是适合老人的运动方式。按照 2003 年国家体育总局颁布的八段锦标准，八段锦的动作包括预备式、两

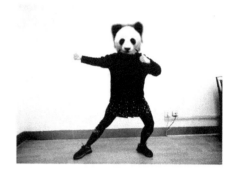

八段锦

手托天理三焦、左右开弓似射雕、调理脾胃须单举、五劳七伤往后瞧、摇头摆尾去心火、两手攀足固肾腰、攒拳怒目增气力、背后七颠百病消、收势，共 10 个动作。有研究表明，坚持八段锦运动可以延缓认知功能的下降，甚至可以使其得到提高。建议的运动频率为每周进行 4 次，每次做 60 分钟。

（5）瑜伽运动

瑜伽属于一种身心运动，在进行身体活动的同时伴随着注意力集中、呼吸控制，以此来提高身体力量、平衡、柔韧性，有益于身体健康，且坚持做瑜伽运动对人的认知功能具有保护的作用。但瑜伽运动需要专业的指导，因此在进行长期

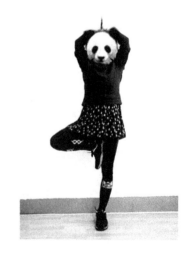

瑜珈

的运动前最好经过专业人员的指导培训，掌握专业准确的锻炼方法，只有这样才能真正做到有益于身体。

 问题25：照顾者在照顾患者的过程中往往会产生消极、压力过大等负性情绪，如何进行开解和自我护理呢？

下面给照顾者推荐几种开解负性情绪和自我护理的方法。

（1）主动学习和了解认知功能障碍及认知功能障碍患者照护的相关知识

通过学习，了解认知功能障碍患者可能会出现的问题，并学习相关的照护技能，从而提高照护的质量，减少精力的耗费，减轻疲惫感。

（2）遭遇照护困难时，主动寻求帮助

面对照顾过程中出现的问题，如果照顾者自己无法解决，应该主动寻求帮助。求助对象可以是家庭中的其他人员，也可以是一些专业的社会组织或公益机构，如社区卫生服务机构、居家照护机构或者日间照料中心等。在自己有其他事情或者需要休息时，可以暂时将老人交给附近的日间照料机构，或者请专业的居家照护师到家里来协助自己进行照护，使自己得到一个暂时的放松与休息。

（3）及时表达自己的负性情绪，必要时可以进行专业的心理咨询

照顾者应该意识到，负性情绪的积累不仅会影响个人的身心健康，还会降低照护的质量，使照护过程中出现更多的问题，从而导致恶性循环。因此，照顾者一旦出现负性情绪，应当及时进行表达，表达的对象可以是身边的其他家属、朋友或者专业的心理咨询师。

（4）可以跟其他有同样照护经历的人建立照顾者交流圈

可以在本小区或者自己家庭附近寻找家中有同类患者的家

庭，然后照顾者之间建立交流群，定期进行沟通交流，分享彼此的照顾经验。也可以一起交流彼此在照顾中遭遇的困难，或者抒发自己的苦闷抑郁情绪。因为照顾者之间有着相似的经历，所以更有利于大家的情感抒发，也更能理解彼此的处境。

（5）制订照护计划，家庭成员之间相互支持

由于认知功能障碍患者的照顾期可能较长，所以建议根据家庭成员的组成情况制订照顾计划，由家庭成员轮流照顾，当某一个照顾者出现个人困难时，其他照顾者及时给予情感及精力的双重帮助。在经济条件允许的情况下，还可以请外来人员协助照顾，如居家照护师、钟点工等，这样既减轻了照顾者本身的压力，也提高了照顾者的照护质量，对患者的健康也是有益的。

问题26：认知功能障碍患者会出现哪些沟通问题？照顾者在与患者沟通时应注意哪些问题？

认知功能障碍患者的沟通能力会随病情的进展而衰退，甚至可能出现下列沟通问题：忘记自己或别人说话的内容，但会经常并重复谈及往事；难以找到合适的字词表达自己或难以抒发自己的情绪；讲话流畅却言不成理，没有明确的内容；不能完全理解他人的话语，或只能掌握部分意思；误解别人的表情、语气或动作的意思；忘记正常社交的礼仪，所以会打断别人的说话、不理会讲者、不回应别人或变得很自我；书写和理解文字的能力会减弱。

照顾者在与患者进行日常沟通时，应注意以下方面：

（1）照顾者要懂得变通

每个人都是独特的，而且每段关系都不一样，不要期望过高以至脱离现实，要不断地尝试和改进，寻找最合适的沟通方法。多听取有经验的护理人员的意见并与其他照顾者分享。语言并非唯一的沟通方法，应多借助其他非语言的沟通方式，如身体接触、说话语气等。当患者不理解时，照顾者可用身体语言来辅助患者表达或理解。要细心聆听并努力体会患者的情绪和感受。

（2）保护患者的自尊心

不要将患者当成小孩看待。虽然言谈对话要简明易懂，但却要将患者当成年人看待，不要使用叠字，如"喝水水""吃饭饭"等。患者虽然未必完全明白别人说的话，但他们仍会有自己的情绪和感觉，所以应保护他们的尊严及自尊心。就算认为患者不会明白，也要避免当他们的面跟别人谈论他们的情况。

（3）说话技巧

说话时声音要轻柔，但必须确保患者能听清楚。说话速度要慢，句子要短而精简，每次只触及一个范畴。可以谈一些患者容易记得的特别事情，或者是一些每天都会遇上的事，例如日期、天气等。让患者有足够的时间去理解照顾者所说的话并作出回应，尝试用不同的文字去表达想说的内容。通过对话让患者知道自己身在何处、周围发生的事、自己的身份等，这样可提升他们的安全感。多用患者熟识的名字，如"你的儿子小明"，而不是"你的儿子"。说话时着重感情的流露而不是对话的内容。

（4）合适的环境

避免受到噪音（如收音机和电视机）的干扰。有需要时，替患者配备合适的眼镜、助听器等辅助工具。与患者对话时，不要经常转换环境，这样有助于加强患者对照顾者的信任。对话时跟平常态度一样便可，保持自然，不要刻意作出改变。应靠近患者身旁说话，千万不要站在远处跟他们说话，要保持眼神接触。

（5）简化复杂的口头指令

将指令简单化，如指示他们穿衣服时说"穿上外套"，而不是说"穿上毛衣再套上外套，然后出去吃饭"。若患者不能完成某一个指示，可将它再细分为一个一个步骤，并让患者专注同一个步骤，照顾者亦可作示范。在一个动作未完成前，不要给患者新的指示，因为新的步骤会导致患者混乱。

（6）协助找寻适合的字句

若患者找不到适当的字词来表达自己，照顾者可以尝试推测他们的意思或协助他们用其他字词来表达。若患者仍然找不到合适的字词表达，照顾者不要立即提供答案，相反可以提示、引导患者。例如，"你正在喝一杯……""你每天都用它来清洁牙齿"，等等。有时加以形容或利用实物都可以让患者更易理解，从而促进彼此的沟通。当患者出现表达困难时，可提供一至两个相关词语给患者作选择。

（7）避免语言冲突

照顾者要避免与患者争执或于言谈间显得不耐烦，如：患者抱怨经常重复看同一个电视节目，其实这个电视节目是首次播出，但如果与之争辩只会造成更多的冲突，最终令患者不快。如果在沟通过程中出现冲突及误解，照顾者可尝试转移话题，不要纠缠在不快的话题上。

（8）身体语言

使用实物或多做示范能帮助患者理解。轻抚或握着患者的手，可以使他们保持专注和感到被关怀。说话和聆听时要注视着患者的眼睛，保持眼神的接触。

（9）提问的技巧

问题不宜有太多的答案选择。答案明确的"是非题"有利于让患者参与对话，例如问"今天是不是降温了？"如果患者重复问同一个问题，照顾者应有技巧地回答，不要作不耐烦的回应，如说"你已经问了很多次"等；照顾者应耐心地重复回答，或用其他提示方法，如把答案写在纸上，放在患者眼前。

（10）其他有助于沟通的工具

利用实物及图像，有助于患者的记忆与沟通。旧照片有助于唤醒患者的记忆。音乐是沟通的绝佳渠道，除了可以唤醒记忆之外，亦有助于舒缓情绪。

总之，对于老年人和照顾者来说，认知功能障碍预防和康复的关键是积极的心态和良好的沟通，两者缺一不可，否则再多的预防与康复措施也无法达到预期的效果。

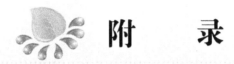

附　　录

阿尔茨海默病患者护理实务

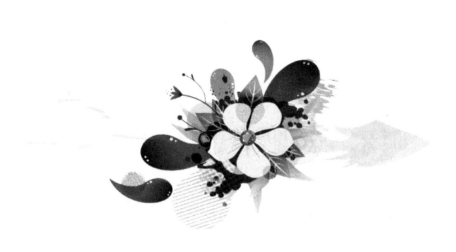

问题1：如何对阿尔茨海默病患者进行护理？

（1）轻度患者的护理

● 早期患者往往只有性格的改变和记忆力衰退。

● 注意患者的饮食、营养和日常的清洁卫生。

● 督促患者自己料理好生活，参加各种社会活动有助于延缓神经衰退。

● 不要让患者单独外出，以免迷失方向。

（2）中度患者的护理

● 中度患者需要在看护者的协助下进行简单的生活自理。

● 帮助患者，让他（她）按自己的速度来做事。不要责怪他（她），而应给予适当的鼓励和安慰。

● 如果患者做错了事，要耐心地帮助他（她）纠正。

● 与患者一起做一些简单的游戏，让他（她）体会到参与的乐趣。

（3）重度患者的护理

● 重度患者丧失了生活自理能力，需要看护者照顾其吃饭、穿衣、清洁等。

● 长期卧床的患者要预防褥疮的发生，要勤翻身，勤擦洗。多吃富含纤维素的食物。

● 帮助患者主动活动，进行轻柔的运动锻炼。

问题2：阿尔茨海默病患者的家居注意事项有哪些？

（1）家居环境

● 尽量避免改变家庭的布置。

● 居室内的设施要便于患者活动，利于通风和采光。

● 厕所选用坐式马桶，并设有扶手架。

● 地面要平坦、干燥，地砖要防滑。

● 地面通道必须无障碍物。

（2）家居布置

- 房间色彩应明快、安宁，使室内富于欢乐和温暖感。
- 家具要避免用玻璃材质的；避免用带镜面的家具。
- 床的高度宜偏低，方便患者上下；床的两边设置护栏。
- 家中环境应当安全和封闭。
- 安装信号系统以防止患者外出游荡。

（3）帮助患者穿衣的原则

- 选择式样时千万不要与患者争执。

例如，可以告诉患者这件上衣很适合他（她），然后再告诉他（她）穿的方法。

- 衣服简单宽松（穿着的衣服件数不要多，按顺序排列），颜色统一。
- 选用不需要熨烫的衣服。
- 选择外衣时最好选双面都能穿的，避免纽扣过多，最好用拉链代替纽扣。
- 用松紧裤带代替皮带。
- 袜子成双放在一起不易穿混。
- 少佩戴饰品。
- 鞋子大小合适，不选择系带鞋。

（4）如何帮助患者洗脸、刷牙？

- 洗脸。

照顾患者洗脸时，宜从其后面或旁边进行帮助，因为面对面为患者洗脸，往往使患者感到很勉强而拒绝或不合作。

- 刷牙。

如果患者不肯刷牙或不会刷牙，可用棉棒沾盐水为其擦洗，以达到清洁的效果。

对于有假牙的患者，要检查其假牙和牙槽是否吻合，餐后要清洁假牙。

问题3：如何对阿尔茨海默病患者进行饮食护理？

（1）饮食护理的原则

- 营养搭配须合理，应多吃清淡的食物。
- 防止吃得太少或吃得太多。
- 避免吃容易造成身体伤害的食物，如太烫的食物。
- 对于视力不好的患者，最好将餐具放在比较明亮的地方。
- 餐具的颜色最好比较鲜明；如果一次提供太多种类的食物患者会不知所措。
- 不使用锐利的刀叉进食。
- 不吃黏性的食物，固体和液体的食物分开给。
- 吃饭时患者会弄脏衣服，这时不要责备他（她）。
- 对于卧床的患者，要扶起喂食，以免发生呛噎。

（2）患者贪食怎么办？

- 不能让患者吃得太多。

有的患者不知饥饱，一餐吃很多，刚吃过饭还嚷着要吃，这个时候护理者要引起注意。

- 分次让患者进食。

护理者可以将一天吃的总量计算好，分6到8次给患者吃。

- 常备零食。

家中常备一些水果或能量低的零食，等患者要吃时再给。

（3）患者不吃饭怎么办？

- 经常不吃饭会出现营养不良。

有的患者说话很少，一个人呆坐很久，叫他（她）吃饭也不答应。晚期患者常出现营养不良症状。

- 应对技巧。

可以像哄小孩吃饭一样准备颜色丰富的食物，为患者专门准备其喜欢的餐具。

- 保证营养和能量。

在食物的种类上，保证营养搭配合理、能量足够。

（4）患者乱吃东西怎么办？

● 危害。

患者如果乱吃就容易吃到给身体带来危险的东西。有些患者抓住东西就往嘴里放，有的喜欢啃手指，有的吃完饭还吃盘子，有的吃纽扣、钥匙甚至针。

● 不能强行制止。

强迫患者不要乱吃东西往往会增加他的好奇心，有的患者会更加抑郁。

● 小妙招。

可以想一些小妙招，比如在常吃的盘子上涂辣椒粉等；同时，在患者身边不要放危险物品。

（5）如何照顾患者服药？

● 老人服药时，要有人在旁帮助老人将药全部服下，以免其遗忘或错服。

● 管理好药品。

对于伴有抑郁症、幻觉或自杀倾向的认知功能障碍患者，看护者一定要将药品管理好，放到老人拿不到或找不到的地方。

● 遇到老人不愿服药时，应耐心说服。药吃下后，让老人张开嘴看是否咽下。也可将药碾碎放在饭中让其服用。

● 对于卧床患者，应将药碾碎后溶于水中让其服用。

（6）患者不愿意服药怎么办？

"我爷爷生病后一直不肯吃药，说是有人要害他，有什么方法让他吃药呢？"

● 认知方面。

脑部受损使患者失去饥饿的感觉，患者日夜颠倒，混淆进食时间。在这种情况下，应按照患者进餐的时间配合服药时间。

● 减少抗拒感。

预备患者一贯喜爱的食物，以减少他们拒绝进食的机会。将药物切成极小粒或碾碎，加入食物当中让其服用。

· 不察觉——将药物混入糕点、点心、甜品中也可令患者
在不察觉的情况下服药。

· 良好环境——让患者在足够的用餐时间及宁静的环境下
进食，可减少其分心的机会；或者尝试用平静的背景音乐让患者
情绪平稳，以利服药。

· 让他（她）安心。

要使患者明白看护者是在照顾自己，令他（她）安心，不拒
绝服药。

 问题4：如何帮助患者洗澡？

· 耐心劝导。

当患者不合作甚至抵制洗澡时，应耐心地安慰他（她），用
言语劝导他（她）。每次清洁都尽量让患者感觉舒适。

· 对于卧床的患者，要帮助其勤翻身、勤清洗、勤整理。

· 给患者带来的舒适感觉会让他记住，这样下次患者就不
会排斥清洁了。

· 保持在固定时间洗澡的习惯，洗澡时要有第三人陪伴，
护理者不要独自一人为患者准备水和洗浴用具。

· 不使用泡沫多的洗浴用品，以免滑倒。当患者拒绝洗澡
或不能洗澡时，可化整为零，先洗一部分再洗一部分，或在床上
擦浴。

（2）患者不愿意洗澡怎么办？

· 由熟悉的看护者协助。

看护者应与患者建立良好、互信的关系，保持有效的沟通，
尽量由熟悉的看护者协助其洗澡。

· 合适的洗澡时间和条件。

一定要保证洗澡间温度合适，比如下午天气较暖和时就比较
适合洗澡。

- 洗澡椅。

让患者坐在洗澡椅上洗澡，以防跌倒。

- 在洗澡时播放轻柔的音乐，结束后可以让其吃一些喜欢吃的食物，以鼓励他（她）洗澡。

- 观察患者是否有不舒服的感觉。

留意患者是否感到不适；如有，要立刻处理。

 问题 5：怎样改善阿尔茨海默病患者的睡眠?

（1）睡眠护理的原则

- 规律生活。

让患者保持有规律的生活，白天多活动，使其消耗体力，有助于晚上保持良好的睡眠。

- 房间舒适。

患者的房间应保持温暖，床铺干净舒适，卧具经常换洗晾晒。

- 应在走道安装小夜灯，防止患者夜间起床时害怕黑暗。

（2）患者怕黑不敢睡觉怎么办?

- 卧室尽量温暖舒适，晚上拉好窗帘。

- 在卧室开一盏不太明亮的小灯，并安慰他（她）看护者就住在其隔壁。

（3）患者晚上不睡觉怎么办?

- 白天多活动。

白天给患者安排适当的锻炼和体力活动，使患者夜间精力不那么充沛。增加日光照射，减少患者白天的卧床时间，强化白天、黑夜更替的概念。

- 夜晚要安静。

到夜晚时尽量安排患者在安静的环境下按时休息。

- 让患者睡前先上洗手间。若患者以为是白天，护理者不要与其争执，可轻声安慰劝他（她）入睡。

问题6：防范患者发生意外（如走丢、遭遇危险等）的方法有哪些?

- 出门时带卡片、戴手链。

卡片、手链上写有患者的姓名、住址、联系人及联系方式，告知邻居及管理员留意其行踪。

- 避免患者单独生活和使用危险物品，如刀具、煤气等。
- 防跌倒、烫伤。
- 对于居住在高层的患者，要注意防止不慎坠楼。
- 提高警惕。

如果患者有冲动、伤人、自伤、逃跑等病态行为，要注意防范。

- 放好危险物品。

家中的剪刀、绳子、火柴、灭鼠药等要收藏好，以免发生意外。

- 避免外出。

对有严重特殊行为或病情不稳的患者，尽量避免其外出活动，必要时可让其住院治疗。

问题7：阿尔海默症患者的徘徊是怎么回事?

 案例

我公公患有阿尔茨海默症一段时间了。公公发病后性情大变，而且有强烈的不安感，不许我们请保姆照顾他。但是不知道为什么，他一天到晚都想离家出走，有几次真的走丢了，幸亏街坊邻居帮忙找了回来。全家人都很担心。

我公公是怎么回事？怎样防止这种情况再发生呢？

（1）患者徘徊的原因

● 感到不安。

认不出自己的家，坚持要离开。

● 记忆力退化。

只有年轻时的记忆片段，意图寻找过去的人物或地方，如已去世的配偶或朋友，以前的家。

● 不能分辨现实和梦境，对梦中的事物也会作出反应。

● 感到不适。

外界有人或事物令他们坐立不安或徘徊。

● 感到嘈杂，因此坚持要离开。

● 在家百无聊赖，因此要用徘徊来抒发闷气。

● 精力过剩。

要做点运动，外出走动一下。

（2）如何防止患者徘徊？

● 在家摆放患者和看护者的一些旧照片或患者喜爱和熟悉的物品，增加患者对这个家的归属感，减少其离家的机会。

● 看护者可定时陪伴患者外出散步并增加他们的日间活动，以满足他们外出的需要，消耗他们过剩的精力以令他们晚上产生睡意。

● 看护者可将门锁安装于患者不容易找到的地方，也可以安装两把锁或大门发声感应器，以减少患者徘徊的机会。

（3）患者走失了怎么办？

● 保持冷静、寻求帮助。

如果患者走失，看护者要保持冷静，尝试在邻近地方寻找；同时尽快报警，提供患者的基本资料和彩色近照。

● 安慰患者。

找到患者后，切记要安慰患者，并带患者回到其熟悉的地方。

问题8：怎样对患者进行认知训练？

（1）进行认知训练的原则

● 与患者一起进行复健活动可以促进交流，建立相互信赖的关系，增强患者的满足感。

● 平和、谦逊。

参与训练时不要让患者觉得是在施舍，要平和、谦逊地与他（她）一起做游戏。

● 耐心。

给患者时间，让他（她）按自己的速度来；当他（她）专注时少点言语的干扰。

● 友善。

患者做对时要赞扬和鼓励，做错时不要责备他（她），可以谈轻松的话题使其安心，委婉地给其提示。

（2）在室内的认知训练

●可以与患者一起做其力所能及的简单家务，如做饭、扫地、晾衣服、收衣服等。

●和患者一起看老照片，回忆以前的事情。利用各种小工具帮助患者训练认知能力、防止记忆力衰退。

●根据患者的病情，选择不同的活动。

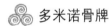 多米诺骨牌

● **轻度患者**

规则：看护者发牌后，患者打出一张点数对应的牌，轮流出牌，直到所有的牌都打出摆好。

● **中度患者**

规则：患者将所有的牌立起来，看护者发出第一张牌后，患者将余下的牌按对应的点数发出摆好。

● 重度患者

规则：将牌翻开放在桌面上，让患者从所有的牌中找出一样的摆好。

游戏棒

● 轻度患者

与护理者一起玩游戏。

规则：用一根游戏棒挑出散在桌上的游戏棒，不能碰到其他游戏棒，否则就轮到对方挑，比比谁拿到的游戏棒多。

● 中度患者

要求患者将不同颜色的游戏棒分别挑选出来，用橡皮筋扎起来。

● 重度患者

仅要求患者挑选出一种指定颜色的游戏棒并用橡皮筋扎起来。

魔方或魔尺

● 轻度患者

要求患者玩魔方，将同样颜色的小方块转到同一面。

● 中度患者

要求患者转动魔方，尽量按要求完成魔方的一种颜色。

● 重度患者

仅要求患者旋转魔方，并让患者指出某种颜色的名称。

跳棋

* 轻度患者

和看护者一起按规则下跳棋。

* 中度患者

要求患者将不同颜色的弹珠拣出来在棋盘上摆好。

* 重度患者

要求患者在护理者的帮助下,从两种颜色中选一种摆在棋盘上。

砂画

* 轻度患者

要求患者将彩砂填入画框中,尽量让患者自己完成作品。

* 中度患者

要求患者在看护者的协助下完成图画。

* 重度患者

仅要求患者按看护者的要求找到相应颜色。

拍气球

* 轻度患者

可以要求患者和看护者一起用羽毛球拍拍气球。

* 中度患者

看护者与患者面对面坐下,患者将气球拍出后,看护者用手接到并拍回给患者。

* 重度患者

在看护者的帮助下,患者用双手托住气球上下移动。

（3）在户外

● 去公园。

比如，让患者在公园里观察各种花鸟树木，说出它们的名称，过一会儿再回忆看到的事物的名称。或者让患者数一数路边有多少棵玉兰树，看看湖面有多少只小船，说说它们的颜色。

● 小区内。

让患者和其他老人一起或在护理者的帮助下用体育器械锻炼身体。

让患者在空地上拿球拍与护理者一起拍气球、打太极拳。

参 考 文 献

柯淑芬，李红．老年痴呆照护机构生活环境评估量表的研究进展．中华护理杂志，2014（2）．

周雨薇，冯威，吴文源．认知训练对老年人认知控制影响的研究进展．中华精神科杂志，2017（5）．

王华丽，彭华茂．认知训练应用于老年轻度认知损害的几点思考．中华内科杂志，2017（2）．

王佳琪．老年人认知训练研究进展．《同济大学学报（医学版）》，2010（3）．

皮凤兰．适应模式在阿尔茨海默病患者日常生活能力训练中的应用．中华行为医学与脑科学杂志，2017（8）．

尹琴，高燕，欧阳迎，等．轻度认知功能障碍病人音乐疗法的研究进展．护理研究，2018（4）．

赖小星，霍晓鹏，姜鸿，等．手指锻炼和认知训练对老年轻度认知功能障碍患者的影响．现代临床护理，2017（9）．

周香莲，周媛媛，王丽娜，等．老年性轻度认知功能障碍患者运动干预策略的研究进展．中国全科医学，2018（12）．